TRAITÉ

DES PASSAGES

DE L'URINE.

TRAITÉ

DES PARTIES

QUI SERVENT DE PASSAGE

A L'URINE,

AVEC LEUR DESCRIPTION
leur Action, & leurs Usages.

DANS LEQUEL ON DEDUIT
les principales Maladies qui affectent ces Parties, & où l'on traite particulierement de la Pierre dans les Reins & dans la Vessie.

Par M. RUTTY, D. M.

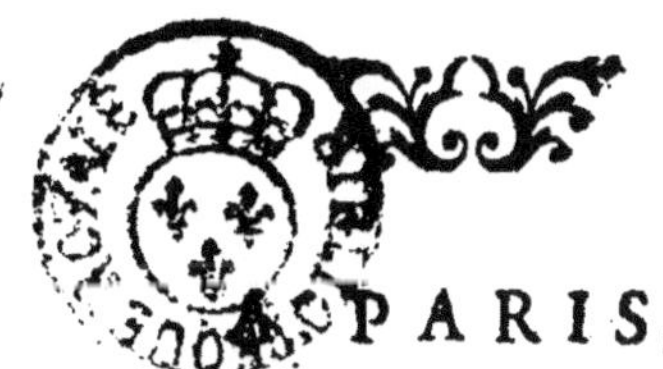

A PARIS,

Chez DURAND, rue S. Jacques, au Griffon.

M. DCC. XLV.

Avec Approbation & Privilege du Roy.

TRAITÉ
DES PARTIES
QUI SERVENT
DE PASSAGE
A L'URINE.

ARTICLE PREMIER.

ETTE Leçon m'o-
bligeant à traiter de
quelques parties du
corps , & de quel-
ques maladies aufquelles ces
mêmes parties font fujettes ,
j'ai choifi celles qui font formées pour la féparation de

A

l'Urine , ou qui servent immédiatement après , pour la
transmettre hors du corps. La
nécessité , plutôt que le choix
m'y a déterminé ; les organes
les plus considérables ayant
déja été traités par quelques-
uns de nos Sçavans , dont les
connoissances & les observations ne nous laissent rien à dé-
sirer sur cette matiere. Pour cet
effet , avant que de parler des
maladies qui attaquent souvent
ces parties, il faut donner une
description anatomique des passages urinaires , & faire quelques recherches sur la nature du
fluide 'que ces parties séparent.
Cette connoissance nous con-

duira aux ufages & aux actions qui leur font propres ; & par - là , nous ferons informés comment ces paffages fe trouvent quelquefois fi viciés , qu'ils produifent néceffairement les maladies dont nous parlerons par la fuite. En m'y prenant de cette maniere , je crois entrer dans le deffein du Fondateur * qui a ordonné que cette Leçon fe feroit fur un corps humain.

Les parties que nous devons d'abord examiner, & qui doivent fixer notre attention, font les reins. On fçait qu'ils font fitués dans une duplicature du

* Le Docteur GULSTON.

Péritoine, l'un à droite entre le foie & le muscle Lombaire ou Psoas; l'autre à gauche, entre la rate & le même muscle de l'autre côté. Dans les corps humains le rein droit est placé plus bas que le gauche, afin qu'il y ait plus de place pour un viscère aussi considérable que le foie. On remarque souvent le contraire dans les brutes, & cela, parceque la situation horizontale de leurs corps n'exige point une telle position, leur foie se portant en devant & en bas, & laissant ainsi un plus grand emplacement pour le rein droit. D'ailleurs, comme ces animaux sont fort voraces, leurs eſtomacs ſont ſouvent ſi diſtendus par le manger, qu'il eſt néceſſaire que le rein gauche ſoit placé plus bas, pour empêcher qu'il ne ſoit preſſé par cet organe (conjointement avec la rate) pendant une ſi grande diſtenſion.

▪ Les reins ſe trouvent couverts de deux tuniques ou membranes, dont l'externe vient du Péritoine, & ne les envelope que lâchement, & d'ordinaire eſt chargée de graiſſe ; ce qui non ſeulement rend leur ſurface unie, mais forme auſſi une loge convenable, qui les met à l'abri de la preſſion & de l'action des parties voiſines.

Leur tunique interne ou propre, n'eſt qu'une production de l'envelope externe des vaiſſeaux ſanguins, & pour cette raiſon elle adhère étroitement à leur ſurface, de façon cependant, qu'elle en peut être détachée, ſans que leur ſubſtance ſoit conſidérablement endommagée.

Ils ſont attachés à différentes parties, pour être tenus dans leur juſte ſituation, ou pour qu'ils puiſſent ſe communiquer réciproquement leurs propres fluides. La membrane adipeuſe les attache fortement aux lombes, & les empêche de tomber dans la cavité de l'abdomen ; ce qui feroit caufe qu'elles côtés des vaiffeaux émulgens s'affaifferoient à leurs orifices proche les gros vaiffeaux fanguins , & empêcheroit leur communication avec les reins. Pour plus grande fureté , le rein droit eft quelquefois attaché au foie , quelquefois à l'inteftin *Cæcum* , & le rein gauche au colon & à la rate. Ils ont communication avec l'aorte & la veine cave , par les vaiffeaux émulgens , l'artère , & la veine adipeufe ; & ils ont une communication étroite avec la veffie par le moyen des uretères.

Leurs nerfs viennent des in-

tercoſtaux & de la moëlle ſpi-
niere, & ces nerfs tous enſemble forment le *Plexus* renal ;
ils ſont en petit nombre , &
leurs branches ſont très-min-
ces & très-déliées ; il ſemble-
roit que leur fonction ne ſeroit
que de ſervir aux autres vaiſſeaux qui ſont immédiatement
employés à la ſécrétion de l'U-
rine ; mais ils ſont aſſez abondamment fournis de vaiſſeaux
lymphatiques , dont quelques-
uns provenans de la partie cave
du rein , après avoir fait pluſieurs Anaſtomoſes , ſe terminent (au moins dans les corps
humains) dans une glande ,
d'où ils portent la lymphe au

réfervoir du chyle, tandis que
d'autres de ces lymphatiques
naiffent de la partie convexe, &
forment un double tronc, dont
l'un fe portant en haut, & l'autre
en bas le long de leur face poftérieure, & faifant tous deux une
courbure vers les vaiffeaux é-
mulgens, vont fe terminer de
même dans une glande, & fe
rendre de-là au même réfervoir.
Ceslymphatiques viennent d'un
principe fi délié, qu'il échape
à l'œil, quoiqu'aidé du meilleur
microfcope ; ce qui a donné
lieu à bien des conjectures touchant leur origine ; mais les
expériences de Nuck * de qui

* Nuckii Adenographia, *cap.* 6. *p.* 61,

A v

j'ai tiré ce détail , (n'étant point en état moi - même de tracer leur principe) nous ont appris , qu'ils viennent des rameaux capillaires des artères émulgentes ; car en soufflant cette artère , l'air paſſa facilement dans ces conduits, & les enfla. En même tems que cette expérience démontre la communication entre ces vaiſſeaux , elle nous éclaircit ſur l'uſage des lymphatiques de ces parties , qui eſt de recevoir la lymphe , & de la ſéparer d'avec le ſang qui eſt deſtiné à la nourriture du rein , de même que les tubes urinaires reçoivent les parties excrémentitielles , ou l'Urine.

Nous en sommes maintenant au corps des reins, dont la superficie externe dans les adultes est uniforme & égale ; mais dans les enfans elle est raboteuse & inégale , étant comme divisée en différens lobes ; ce qui a fait croire à plusieurs, que le rein étoit composé d'un nombre de glandes conglomerées. Mais sa structure interne a donné lieu à une grande diversité d'opinions * accommodées à la Philosophie qui étoit en vogue au tems que les Auteurs ont écrit sur ce sujet : il seroit fort

* *Vid.* ARISTOTEL. GALEN, VESALIÜS , FALLOPIUS , HIGHMORE , VESLINGIUS , BARTHOLIN.

inutile de les examiner ici , puifque les nouvelles décou- vertes en Anatomie , nous prouvent évidemment que ces opinions font autant de fictions inventées par des Hommes fça- vans. Il eft cependant à remar- quer que le Grand HIPPO- CRATE * obfervant que la matiere contenuë dans les glan- des eft blanche , & qu'elle ref- femble au phlegme ou à la pi- tuite , leur attribuë l'ufage de recevoir toute humidité fuper- fluë dans le corps, qu'elles at- tirent par leur fubftance fpon- gicufe ; & en conféquence il

* Lib. De Glandulis.

nous dit , que le rein chargé de beaucoup d'humidité est fourni de glandes , & qu'elles font plus considérables qu'en aucune autre partie. Par cette description, il paroît qu'Hippocrate n'a point établi ces glandes fur l'examen de la structure interne du rein , mais par réfléxion fur la grande quantité d'Urine qui s'en sépare , laquelle, felon lui , devoit nécessairement avoir des glandes , d'un volume proportionné à fa quantité pour l'attirer & la filtrer. Cependant , ce que la grande pénétration d'Hipocrate lui fait inférer , fert de fondement pour por-

ter plus loin les recherches Ana-
tomiques fur la ftructure de ces
glandes ; & il eft étonnant
qu'elles ayent été fuivies d'auffi
peu de fuccès pendant tant de
fiécles après lui. ARETE'E eft
le feul qui ait dit la même
chofe qu'Hippocrate. * Je ne
puis m'empêcher de dire à
l'honneur du Pere de la Méde-
cine, (quoiqu'on ait tâché de
nous perfuader le contraire,)
que même dans ce fiécle fça-
vant, † quiconque veut fe donner la peine de le lire, & qui

* *Lib.* 2. De Caufis , *&c.* Acutorum
morborum , *cap.* 3. *Id.* Diuturnorum
morbor. *c p.* 4.

† BLACKMORE , *Préface à fon Effai fur
la petite Verole.*

a les secours nécessaires pour l'entendre, en *recueillera des fruits dignes de ses travaux, & à plusieurs égards en deviendra meilleur Médecin.*

Le premier Auteur qui nous a donné une description vraisemblable de toutes les parties qui forment le rein, c'est BARTHOLOME' EUSTACHE, élève & contemporain de VESALE. Il remarque que dans quelques animaux, comme les Taureaux, les Ours, &c. le rein a des glandes qui paroissent très-distinctement, tant dans leur partie extérieure que dans l'intérieure ; mais que dans le corps humain ces substances

glanduleuses se trouvent seulement dans la partie la plus interne du rein * & sont situées
précisément dans l'endroit où
les branches de l'uretère se terminent ; ce sont même ces
glandes qui couvrent l'extrémité de chaque branche ;
en ouvrant ces glandes en
long , on apperçoit certaines
raies ou petits canaux , comme autant de cheveux , au travers desquels il ne doute pas
que l'Urine ne se filtre. † Cette
description se rapporte beaucoup à leur structure réelle ;
mais en même tems elle prou-

* De Renum structura , *cap.* 2.
† *Id. cap.* 7.

ve qu'il s'eſt trompé en pre-
-nant les mammelons pour des
glandes, de même qu'il a pris
la ſinuoſité entre les conduits
urinaires, pour des canaux par
leſquels l'urine eſt portée; car
il n'admet aucuns tubes pour
cet effet; mais contraire au
ſentimens de quelques-uns,
qui s'imaginoient que ces petites ramifications pouvoient
être autant de menus vaiſſeaux,
il aſſure qu'elles ne ſont que
des raies artiſtement gravées
dans la ſubſtance du rein. *

Bellini a corrigé ces er-
reurs, & a été le premier qui
ait découvert les conduits uri-

* *Id. cap. 37.*

naires ; (quoique probablement
l'Auteur ci-deſſus lui en a donné l'idée) il a auſſi démontré
d'où ils tirent leur principe,
& de quelle maniere ils ſe multiplient. * Par ce qu'il a écrit,
& par des inſpections & des
expériences réïterées depuis ſon
tems, il paroît que la ſubſtance
du rein n'eſt uniquement qu'un
aſſemblage de vaiſſeaux ſanguins & de conduits excrétoires
contenus dans une envelope
commune ; car l'artère émulgente qui ſort du tronc de
l'aorte, dans ſon progrès vers le
rein, ſe partage premiérement
en deux branches, & celles-ci

Planche I.
Fig. I.

* De ſtructurâ Renum , *p.* 19.

encore en deux, trois, &
quelquefois quatre, qui viennent le pénétrer par son é-
chancrure, & immédiatement
après se distribuent entre les
tuniques du bassinet. De ces
mêmes branches, à leur sortie
du bassinet, proviennent d'autres branches plus petites, qui,
formant des courbures & se
rencontrant, forment plusieurs
anastomoses. De celles-ci, vers
la partie convexe du rein, s'é-
levent encore de plus menuës
ramifications, qui s'étendent
sur sa superficie externe ; &
par leurs différentes révolutions
& contorsions, elles y forment Fig. II.
un reseau, assez semblable

à un peloton de foie ; mais avant que leurs dernieres branches perdent leur forme pour prendre celle de conduits excrétoires , de circulaires qu'elles étoient , elles deviennent serpentantes. * Des extrémités de ces rameaux capillaires & artérielles proviennent des veines , qui étant divisées en pareil nombre de ramifications , (quoique différemment modifiées) font renfermées dans une même capsule avec l'artère , & l'accompagnent par tout le rein ; elles fortent positivement à l'endroit où entre l'artère , & fe terminent dans la veine cave.

* RUISCH. Thefaur. 6. p. 13.

Dans quelques animaux de l'espèce des chats, cette veine est disposée différemment ; car au lieu d'accompagner l'artère en dedans du rein, elle étend ses branches sur sa surface, comme on peut le voir dans quelques préparations très-curieuses de M. RANBY, que je donne ici. Fig. V.

Entre ces vaisseaux paroît nombre de petits filamens, qui ressemblent à autant de fibres charnuës, mais qui sont membraneux & creux, & ressemblent aux autres conduits excrétoires, tant pour la substance que pour l'usage. BELLINI fut le premier qui les

Fig. III.

découvrit , & il les nomma
Tuyaux Urinaires : ils fem-
blent fortir des côtés des artères capillaires, & fe prolongent
en ligne directe vers le centre
ou baffinet du rein ; ils font raf-
femblés à leurs extrémités en
douze rangs, & forment des
mammelons , qui ne font autre chofe que les extrémités
de ces conduits ainfi raffem-
blés , & non des glandes ,
comme le croyoit EUSTACHE.
Le refte du rein eft occupé
par une dilatation de l'uretère qui forme le baffinet ,
& produit enfuite douze branches appellées Tuyaux Urinaires , qui vont joindre les mam-

melons. Ces branches ont dans leurs interſtices de la graiſſe qui s'inſinuë entre chacune d'elles, & les rend ſouples.

Cette diſpoſition & communication des vaiſſeaux dans les reins, paroît facilement, ſi on pouſſe de l'air dans l'artère émulgente, ou ſi l'on y injecte une liqueur colorée, qui, non-ſeulement diſtendra beaucoup les artères, mais paſſera dans les veines émulgentes, dans les tubes dont nous venons de parler, & quelquefois dans l'uretère même.

Mais outre cet aſſemblage de vaiſſeaux, le curieux MAL-PIGHI a remarqué un nombre

considérable de corps extrêmement petits , de figure ronde ,
semblables aux œufs d'un poisson , & qui sont attachés aux
extrémités des artères, & situés
entre ces artères & les tuyaux
urinaires. Ces petits corps sont
encore joints aux tuyaux urinaires par leurs propres conduits excrétoires, & leur répondent en nombre. Si l'on remplit d'encre l'artère émulgente,
ces corps en paroîtront teints,
continuë Malpighi , & par là
se découvrira leur adhésion aux
branches capillaires. * C'est ce
qui a donné lieu aux Anatomistes de penser différemment

* De Renibus , *cap.* 3.

sur

sur la structure de cette partie du rein. MALPIGHI veut que ces corps soient des glandes distinctes, & les instrumens immédiats de la sécrétion de l'Urine.

Le curieux D. RUYSCH, soutient qu'il n'y a absolument point de tels corps vésiculaires dans cette partie ; & il confirme son jugement par des injections réitérées, qui lui ont fait découvrir la continuité immédiate des artères & des conduits urinaires sans aucune substance intermédiaire. * Il avoue à la vérité, avoir remarqué certains

* Thesaur. 2. p. 64. 65.

B

corps ronds & diaphanes dans
le milieu du rein ; mais leur
nombre ne fuffifoit pas pour
remplir les ufages qu'on leur a
affignés ; * bien plus, ces corps
difparurent lors de l'injection,
& par conféquent ils ne pouvoient pas être des glandes. †
La queftion entr'eux , n'eft
donc pas s'il y a des glandes
dans le rein , car tous deux en
conviennent ; mais bien touchant la ftructure précife de
cette partie des glandes , qui
eft l'organe immédiat de la fécretion : MALPIGHI étant d'o-
pinion que le fang eft changé;

* *Id. p. 65.*
† *Thefaur.* 1. *p.* 35. 52.

ou pour parler autrement, que l'urine eſt ſéparée dans des fol-licules membraneux, qui en-ſuite ſe déchargent par leurs propres conduits excrétoirs dans ceux de BELLINI : & le D. RUYSCH, penſant qu'il n'y a point de tels corps véſiculaires; & que s'il y en avoit, ils ne feroient cependant pas des glan-des diſtinctes, mais que la fil-tration ſe fait ſimplement par les orifices des ſeuls tuyaux urinaires.

S'il eſt permis de parler ici des parties les plus délica-tes de l'Anatomie; nous pou-vons remarquer que ce que le D. RUYSCH avance ſe confirme par plufieurs préparations de cette partie ; dans lefquelles les corps fphériques qui fembloient avant l'injection être autant de glandes , paroiffent enfuite n'être que des pelotons des rameaux capillaires de l'artère émulgente , que la liqueur injectée pénétre fubtilement , & de là paffe directement dans les tuyaux urinaires. Cela fe voit plus facilement dans les reins des enfans qui conviennent le mieux pour cet effet , parce que leur texture eft plus lâche , & qu'ils font en quelque façon divifés en amas de glandes ; de forte que fi ces follicules membra-

neux avoient à paroître, ce feroit fur-tout dans de femblables
fujets. Il n'eft point fi facile
de déterminer abfolument, fi
(comme quelques-uns le pré-
tendent) l'injection en même
tems qu'elle remplit les véficules, ne caufe point une telle
confufion, en augmenant leurs
dimenfions, & les forçant de
fe preffer de tous côtés ; de
façon que les membranes extrêmement minces dont elles
font compofées, ne puiffent
plus être diftinguées d'avec la
matiére injectée ; ou bien fi
par la diftenfion que la matiére injectée caufe au vaiffeau
dans lequel elle entre, elle n'en

resserre pas d'autres qui lui sont
contigus , & qui ne sont point
injectés ; & si en même tems
qu'elle rend l'un visible , elle
n'efface pas entierement l'autre : mais il n'est point vraisem-
bable qu'elle produise ces effets , parce que dans d'autres
préparations de cette sorte ,
nous trouvons qu'elle fait voir
la disposition naturelle de la
partie ; ce qui rend l'opinion du
D. RUYSCH plus certaine &
plus probable.

Supposons néanmoins qu'il
y ait des vésicules membraneuses où MALPIGHI les a
placées ; ce que ceux qui favo-
risent cette opinion soutien-

nent avec chaleur, étant portés à le croire par les apparences réguliéres que l'on trouve
dans les différentes expériences
*qu'il a faites,& par d'autres observations qu'ils ont faites eux-
mêmes, principalement sur des
reins malades, dans lesquels elles
ont été trouvées assez grosses
& pleines d'urine , lorsque les
conduits urinaires ont eté embarrassés ; † supposons, dis-je,
que ces vésicules membraneuses existent réellement dans
l'endroit où Malpighi croit
les avoir découvertes , assurer

* Malpighii Epist. ad Spon. *p.* 2ʃ.
† *Mém. de l'Acad. des Sciences , an.* 170ʃ.
pag. 40.

que ces véficules font des glandes diftinctes , & proprement
les organes fécrétoires de l'urine , c'eft ce qui ne s'accorde
nullement avec la nature dans
d'autres parties de la même ef-
péce ; parce que par tout où
nous trouvons ces follicules re-
vêtues de leurs propres membranes & de leurs conduits excrétoires, ils ne font pas la fonction d'une glande , mais ils en
font feulement les réfervoirs
pour contenir le fluide déja féparé par la glande, jufqu'à ce
qu'il s'en décharge dans quelque iffuë commune, analogue
aux véficules feminales , à la
véficule du fiel, & autres fem-

blables. La différence qu'il y a entre les glandes du corps humain consiste donc en ce que celles qui séparent une liqueur dont elles doivent ensuite se décharger à différents intervalles, selon qu'il en est besoin, sont pourvues de ces follicules membraneux, dans lesquels le vaisseau séparant se décharge de la liqueur qui étoit mise en réserve pour cet effet; telles sont les glandes des mammelles, celles de l'estomac, & des intestins, & plusieurs autres dans différentes parties du corps : au contraire, les glandes qui servent à séparer un fluide qui doit continuellement en couler à

B v.

quelqu'autre partie, ne font pas ainſi compoſées au-dedans de leur ſubſtance, & même n en ont pas beſoin : de cette eſpèce ſont le cerveau, les teſticules, pluſieurs glandes conglomerées, & les reins. Cette diſtinction qui eſt fondée ſur les recherches les plus exactes, peut en quelque façon décider de la diſpute qui exiſte actuellement entre les Anatomiſtes, touchant la ſtructure préciſe de ces corps ; * car les uns & les autres ont raiſon, lorſqu'ils n'entendent parler que de quelque glandes particulieres, de même qu'ils errent

* BOERHAAVE , De Fabricâ Glandularum.

tous lorfqu'ils comprennent dans leurs fyftêmes toutes les glandes en général ; revenons à notre fujet

Le refte du rein , comme nous l'avons obfervé ci-devant, eft occupé par une dilatation des uretères , qui forment le baffinet : ceux-ci à leur for- tie du baffinet fe refferrent, & chacun d'eux forme un petit tuyau qui va joindre la veffie Fig. V. par un chemin tortueux. Leur volume eft naturellement com- me un tuyau de plume ; mais ils font fufceptibles d'une bien plus grande dilatation , comme il eft évident dans quelques pierreux ; j'en ai vu deux éxemples remarquables , où les orifices des uretères étoient tellement dilatés , qu'en injectant la veſſie , afin de faire la grande opération de la taille , l'eau paſſa dans le baſſinet même du rein , de ſorte que la veſſie n'étoit jamais tenduë , c'eſt ce que l'on remarqua en diſſéquant le corps.

Les uretères ſont de diametres inégaux dans différens endroits , étant reſſerrés & dilatés alternativement dans toute leur longueur , & non pas uniquement dans la partie ſeule où ils deſcendent par-deſſus les arteres iliaques , ſelon l'opinion commune. Cela paroît en liant l'un des bouts de l'uretère , & après l'avoir enflé , fermant l'autre extrémité & le laiſſant ſécher. MORGAGNI * infére de là , avec raiſon , que cette con‑traction & dilatation alterna‑tive provient de leur ſtructure. M. COWPER prétend que la cauſe de cette inégalité dans les dimenſions des uretères , vient uniquement de ce que leurs côtés ſont preſſés par la pulſation des artères iliaques ; mais je prouverai par la ſuite de cette Leçon , que cette cauſe n'eſt point la ſeule. **

Les uretères ſont compoſés

* Adverſar. 2. Animadverſ. 47.
** Cowper. Append. Fab. 4.

de trois tuniques, qui les rendent extraordinairement épais
à proportion de l'efpace qu'ils
renferment , & les mettent
en état de mieux réfifter au
poids des inteftins dilatés (&
dans les femmes à celui de
la matrice) qui autrement
pourroit les preffer de telle
forte, qu'ils empêcheroient le
paffage de l'Urine. Les Anatomiftes décrivent en particulier la fubftance de ces tuniques ; ils appellent la tunique
externe la membraneufe , celle
du milieu la mufculaire , &
l'interne la nerveufe; cependant
par l'infpection la plus exacte,
il ne paroît nulle diftinction pa-

reille , & le tout semble n'ê-
tre, qu'une épaisse membrane
nerveuse , au-dedans de laquelle sont placées plusieurs petites
glandes qui jettent une mucosité pour les garantir des sels de
l'Urine.

Ils s'insèrent fort obliquement dans la vessie , après avoir
passé environ un travers de
doigt entre ses tuniques , &
sont sensiblement resserrés à
l'endroit de leur ouverture
en dedans. Ils sont pourvus
d'artères & de veines des
troncs de l'aorte & de la veine
cave , & ont des nerfs des in-
tercostaux & de la moëlle de
l'épine ; ces derniers les rendent

extrêmement fenfibles, & caufent cette exceffive douleur que
nous reffentons lors d'une diftenfion forcée.

Dans le cours ordinaire de
la nature, il n'y a qu'un uretère
à chaque rein; mais quelquefois elle en fournit deux à chacun, lorfqu'une néceffité iné-
vitable exige qu'elle s'écarte de
fes régles générales. On a fouvent vu des artères doubles,
mais rarement aux deux reins,
comme dans la préparation fui-
Planche II. vante, dans laquelle on peut
Fig. V. remarquer qu'il y a deux uretères diftincts, l'un au-def-
fus des vaiffeaux émulgens, &
l'autre au-deffous, qui fortant

séparément du rein , se joi-
gnent enfin précisément à l'endroit où ils pénétrent la tunique externe de la vessie ; & là
ne formant qu'un tuyau, se terminent à l'ordinaire en un seul
orifice.

Une appareil si extraordinaire étoit absolument nécessaire
dans ce sujet par rapport à la
construction particuliere des
reins, dans lesquels les tuyaux
urinaires ne se déchargent point
dans un même bassinet , mais
dans deux très-distincts, n'ayant
aucune communication entre
eux, & seulement séparés par la
substance du rein ; il étoit nécessaire que chacun d'eux fût

pourvu de fon uretère propre, pour fe charger l'urine qui lui étoit amenée.

Nous en fommes maintenant au grand réfervoir de l'urine, qui eft la veffie. Elle eft fituée dans le baffin du bas-ventre, entre une duplicature du Péritoine; la lame externe couvre fa partie antérieure, & l'interne paffe par-deffus fon fond, couvrant fa partie poftérieure. Elle eft compofée de trois tuniques, dont l'externe eft une expanfion du Péritoine; la feconde eft mufculaire & compofée de fibres, en partie longitudinales, & en partie croifées différemment. L'interne eft nerveufe , & dans celle - là font placées plufieurs glandes qui féparent une humeur mucilagineufe pour garantir fes parois de l'impreffion trop vive de l'urine. Cette tunique eft capable d'une très-grande dilatation ; mais n'ayant pas la faculté de fe refferrer , comme l'ont les deux autres , elle eft pour cela ridée en plufieurs endroits , lorfqu'elle n'eft point diftenduë, & que la veffie eft vuide.

La feconde Tunique eft placée par les Anatomiftes, parmi les mufcles , & eft appellée *Detrufor urinæ* (c'eft-à-dire , expulfeur de l'urine) à caufe

TABLE III.
Fig. I.

de fa fonction. Mais il n'eſt pas aiſé de comprendre comment la contraction de ce muſcle peut produire un effet tel qu'on le décrit communément; puiſque les fibres longitudinales n'ayant pas de point fixe qui ſoit le centre de leur action, mais aboutiſſant par les deux extrémités à l'orifice inférieur de la veſſie, ils en tireroient plutôt le col en en-haut en ſe racourciſſant, qu'ils n'en porteroient le fond en en-bas.

Fig. III.   Le D. DOUGLAS entr'autres préparations qu'il a faites de cette partie, en a une qui nous préſente une diſpoſition de ces fibres longitudinales, toute dif-

férente, mais qui eſt la véritable; en conſéquence de laquelle il prétend qu'elles s'élévent
de la partie interne & inférieure de l'*Os pubis* & de la partie
antérieure de la *glande proſtate*;
& que paſſant de là par-deſſus
le fond de la veſſie, elles redeſ-
cendent par le côté oppoſé, &
vont ſe perdre dans la partie
poſtérieure de la même glande.
Or que ces fibres ſoient diſpo-
ſées de la maniere que l'a décrit
ce ſcrupuleux Anatomiſte; c'eſt
ce que font voir bien claire-
ment les deux préparations ci-
jointes qui ont été faites dans
cette vuë depuis qu'il m'a fait la
grace de me communiquer ſa

découverte, & dont je prends ici occasion de lui faire des remercimens aussi-bien que de plusieurs autres qui ne méritent pas moins de considération ; personne ne tenant plus que lui à honneur d'obliger le Public.

Ce qui répond dans les femmes à la glande prostate, c'est le vagin, où viennent se terminer chez elles les fibres longitudinales. En posant pour principe que ce muscle est ainsi disposé, nous voyons facilement que par sa contraction le fond de la vessie sera tiré en devant & en bas vers l'*Os pubis* par les fibres longitudinales en même tems que les fibres obliques perdent de leurs dimensions ; & de cette façon, les deux ensemble feront sortir l'urine.

La veſſie a trois orifices ; l'un externe pour la ſortie de l'urine, & deux internes par où elle entre, à l'endroit de l'ouverture des uretères. MORGAGNI a remarqué que dans les deux ſexes, il part de chacun de ces deux derniers, un corps charnu, petit, mais aſſez épais & ſerré, qui paſſant des uretères obliquement en-bas vers la partie poſtérieure de la veſſie, & étant un peu ſaillant au‑dedans de ſon col, ſe joint à un autre corps qui lui reſſemble, & les

Fig. III.

deux enfemble forment un angle à l endroit de leur jonction ; d'où, dans les hommes, une ligne s'étend en-bas jufqu'au *Verumontanum*. Il croit ces corps une production des uretères mêmes, & avec raifon ; car en les preffant avec les doigts, les ouvertures des uretères fe contractent & fe ferment. * La veffie eft divifée en deux parties, le fond & le col ; la premiere eft la plus grande , dans les hommes elle pofe fur l'inteftin *Rectum*, & dans les femmes fur le vagin de la matrice : le col eft la plus petite partie ; elle eft

* Adverfar. 1. p. 5.

beau-

beaucoup plus ferrée & plus longue dans les hommes que dans l'autre fexe. Au bas du col eft placé un petit mufcle compofé de fibres circulaires, appellé le *Sphincter*, qui empêche la fortie involontaire de l'urine.

Le col de la Veffie eft attaché par fa partie poftérieure au Rectum dans les hommes, & au Vagin dans les femmes; & dans l'un & l'autre fexe il tient par devant à l'Os-pubis par le moyen du Péritoine. Son fond eft attaché en-haut au nombril par l'Ouraque converti en ligament. Mais outre cette connexion à ces différentes partics , le Docteur Bohn, Professeur à Leipsick , remarqua, il y a près de cinquante ans, une autre adhérence particuliere de la Veßie , dans l'homme , qui eft de la plus grande partie de son fond par sa partie antérieure , au Péritoine , & aux muscles de l'Abdomen; pour cette raison, & parce que cette partie de la Veßie n'eft pas purement membraneuse , mais qu'elle eft außi musculeuse dans toute son étenduë ; il nous avertit de ne point désesperer des bleßures qui peuvent y arriver , d'autant que les muscles , le Péritoine & la Veßie étant ainsi

continus les uns aux autres,
leurs fibres se joindront ensemble & s'uniront par une même
cicatrice, pourvu que l'on pan-
se la plaie méthodiquement,
& qu'elle ne soit point dilatée
par des tentes ; le fait avoit été
vu dans un étudiant, environ six
ans auparavant. * STALPART
VANDERWIEL, qui a écrit ses
Observations à peu près dans
ce tems-là, a remarqué la même chose ; † nos Chirurgiens
en sont aujourd'hui suffisamment persuadés , puisque M.
DOUGLAS , à peu près sur les

* Œconom. Animal. Progymnas, 24.
p. 224.

† Cent. 1. Observat. 85.

mêmes principes, a introduit
avec succès une opération pour
tirer la pierre de la Veſſie au-
deſſus de l'Os-pubis, en faiſant
une inciſion dans cette même
partie. * Mais pour revenir à
notre ſujet, les Epigaſtriques
& les iliaques fourniſſent à la
Veſſie des artères & des veines,
& elle tire des nerfs des deux
plexus formés dans le baſſinet,
par les branches de la paire
vague, & les nerfs de l'Os-
ſacrum.

L'Urètre eſt joint au col de
la Veſſie, & dans les hommes
fait une courbure d'environ

* Lithotomie de DOUGLAS. Sect. 9.
pag. 49.

quatre pouces de long au-deffous de l'Os-pubis, & s'étend
au-deffous & entre les corps
caverneux de la verge jufqu'à
l'extrémité du gland. Sa fubftance eft en partie fpongieufe
& en partie nerveufe; mais comme nous ne le confidérons ici
que par rapport à ce qu'il con-
tribuë à l'émiffion de l'urine,
il n'eft befoin de parler que de
fa membrane interne. Elle eft Planche IV.
Fig. I.
extrêmement liffe , & d'une
fenfation exquife. Sa partie fu-
périeure eft percée en plufieurs
endroits par les embouchures
d'un grand nombre de petits
conduits qui font immédiatement couchés deffus , com-

mençant à environ la diftance d'un pouce du gland, & fe ter-minant à la diftance de fept à huit pouces au-delà. Il eft pro-bable que ces conduits provien-nent de quelques petites glan-des fituées en dedans du corps de l'urètre ; l'humeur qu'ils féparent a la même couleur & la même confiftence que l'hu-meur féparée par les Glandes de COWPER, quoique fon ufage paroiffe plutôt être de garantir la cavité de l'urètre de l'acreté de l'urine , que de la lubrifier pour que la femen-ce y trouve un paffage plus li-bre (ce qui eft la principale fonction des autres glandes)

puisqu'elles se trouvent de même dans l'urètre des femmes
(outre les Lacunes) en qui elles
ne peuvent servir à rien dans
le coït.

L'Urètre est aussi pourvu d'un
muscle, qui par rapport à sa
fonction est appellé le muscle
accelerateur de l'urine. Il est
charnu, & s'éleve de la partie
supérieure de l'urètre de chaque
côté où il passe par-dessous l'Os-
pubis, & embrassant le bulbe se
rencontre à sa partie inférieure,
où s'allongeant un peu dans le
Péritoine, il se sépare, & forme deux insertions tendineuses
dans les côtés des corps caverneux de la verge.

Planche IV.
Fig. I.

C iv

Quant à la difpofition & la ftructure des autres parties de ce canal , comme les corps caverneux , les Glandules de COWPER , les Lacunes de GRAAF , * &c. elles y ont du rapport comme appartenant à l'organe de la génération , & non au canal urinaire , ainfi elles font étrangeres à notre fujet : nous remarquerons feulement en général que les Hypogaftiques fourniffent à ce canal des artères & des veines , que dans les femmes les vaiffeaux fanguins viennent des parties naturelles , & les nerfs, de ceux de l'Os-facrum.

* De Mulier. Organis , cap. 6, p. 168.

Avant de finir cette section, il est à propos de dire quelque chose des glandules renales, parce que la plûpart des Anatomistes se sont imaginés qu'elles aident en quelque façon aux reins dans leurs fonctions; car elles sont situées si près d'eux, que les membranes qui envelopent extérieurement les uns & les autres, sont très-fortement attachées ensemble, & dans le fœtus ces corps sont si contigus, qu'à la premiere vuë ils paroissent n'être qu'un même corps. Ces glandes ont environ un pouce de large & deux de long; mais dans les enfans elles sont beaucoup plus grandes à proportion ; & dans le fœtus elles font prefqu'auffi grandes que le rein même ; mais elles ne croiffent pas à proportion des autres parties. Le feu Docteur T y s o n en fouf-flant dans leur cavité qui eft affez grande , trouva qu'elles fe déchargeoient dans deux veines , dont la droite alloit immédiatement à la veine cave , & la gauche à l'émulgente. * Les émulgentes lui four-niffent des artères , quelquefois elle les tire de l'aorte même , mais on n'a jamais pu découvrir leurs conduits excréteurs ; ainfi l'ufage de fes glan-

* Tranfact. Philofoph. N°. 142.

des n'a point été déterminé,
jufqu'à VALSALVA, qui, depuis
fort peu de tems les a remarqué, & dit que dans les hommes ces conduits defcendent
aux tefticules, que dans les
femmes ils vont aux ovaires,
& pour cette raifon deviennent utiles à la génération.
* Cela a donné à plufieurs la
curiofité d'examiner ces corps
plus attentivement, mais en
vain, car il n'a paru aucun
conduit. Cependant M. RANBY
a découvert à leur place, deux
artères fpermatiques qu'on n'a-
voit jamais remarqué auparavant, & qui font probable-

* Tranfact. Philofoph. N°. 385.

ment ce que VALSALVA a pris pour des conduits excréteurs ; * car suivant leur description, la disposition & le progrès de l'un & de l'autre sont fort ressemblans ; & nous sçavons tous que les plus petites artères dans les corps morts paroissent blanches de même que ces vaisseaux. Ces artères sont presqu'aussi grosses que les séminales. Celle du côté droit tire son principe de l'aorte, environ un doigt au-dessus de la séminale , fournissant en premier lieu une grande branche à la glandule renale , & ensuite une autre , qui étant

* Transfact. Philosoph. Nᵒ. 387.

renfermée dans la même capsule avec l'artère & la veine fper-
matique, defcend avec elles
au tefticule. Celle du côté
gauche fe multiplie de la même maniere, à l'exception que
quelquefois elle provient de
l'aorte, & quelquefois de l'é-
mulgente. Mais malgré cette
découverte nous fommes auffi
incertains qu'auparavant de l'u-
fage de ces glandes : car quoique ces artères leur fourniffent une branche auffi - bien
qu'aux tefticules ; cependant il
ne fe communique rien pour
cela de l'une à l'autre. De dire
qu'elles féparent une humeur
pour délayer le fang vénal ,

qui devient trop épais , après
que le filtre des reins lui a
enlevé ses parties aqueuses ,
comme le pensent quelques-
uns ,. c'est ce qui ne paroît
pas tout-à-fait raisonnable ;
car si c'étoit là leur fonction ,
pourquoi sont-elles si grandes dans le fœtus , où une si
petite quantité d'urine est séparée ? Ce que MORGAGNI
pense là-dessus paroît beaucoup plus probable ; son opinion est qu'elles sont des glandes lymphatiques , & qu'elles
sont de la même nature de
celles qui sont situées proche
le réservoir du chyle , & le
commencement du conduit

thorachique ; & qu'elles laif-
fent couler continuellement
une liqueur par leurs vaiffeaux
lymphatiques, afin ou de délayer le chyle, ou de tenir les
paffages ouverts & les lubrifier;
cela fe rapporte affez à leur
volume extraordinaire dans
le fœtus, puifque ne faifant
point de chyle, une plus grande quantité de lymphe eft néceffaire pour tenir les veines
lactées ouvertes ; ou s'il y en a,
c'eft en fi petite quantité, (le
Diaphragme n'agiffant point)
qu'une plus grande abondance
de lymphe eft néceffaire pour
le porter au travers de ces con-

duits dans la veine foucla-
viere. *

J'ai maintenant parcouru
l'anatomie de ces parties, dans
laquelle j'ai parlé de chaque
nouvelle découverte confirmée
par l'infpection , & qui ne fe
rencontre pas d'ordinaire dans
les Auteurs. Quelques - uns
pourront les regarder comme
des minuties de l'anatomie ;
cependant ces minuties non-
feulement font partie des inf-
trumens immédiats de l'action ;
mais auffi entrent pour beaucoup dans les caufes fecretes
des grandes maladies aufquel-

* Adverfar. 3. Animadverf. 31. *p.* 66.

les ces parties font fujettes. Leur recherche peut donc n'être pas inutile ; elle nous ménera à la connoiffance des fonctions particulieres de chacune, & à la nature de leurs maladies ; ce que j'efpere faire voir dans la fuite de cette Leçon.

SECTION II.

Des Fonctions des Organes Urinaires.

EXaminons maintenant quelles font les fonctions des organes décrits ci-devant, & leurs puiſſances lorſqu'ils a-giſſent reſpectivement ſur les fluides qui paſſent par leurs ca-vités. Il paroît d'abord, en diſſéquant ces différentes par-ties, que leur fonction géné-rale eſt de ſéparer l'urine d'avec le ſang, & de faciliter enſuite ſon paſſage hors du corps : mais tous les anciens Auteurs auſſi-bien que plusieurs des modernes, ont mal compris de quelle maniere cette séparation se fait. Leur erreur là-dessus a fait attribuer cette action à différentes causes ; de-là viennent ces fausses notions, que l'urine étoit séparée du sang par le moyen de la disgestion, * que la sérosité du sang étoit précipitée de la partie rouge par une fermentation particuliére qui se faisoit dans le Rein ; ** que le sang étoit disposé à se défaire de sa sérosité par une fermentation qui

* VAN-HELMONT.
** Sylvii Praxis Med. Lib. 1. cap. 55.
DUHAMEL, de affect. copor. Lib. 2. c. 3.

le mettoit en fuſion, * & que le Rein ſéparoit les parties aqueuſes d'avec les autres parties par un pouvoir attractif inhérent à ſa ſubſtance. ** Le ſeul récit de ces idées ſuffit aujourd'hui pour montrer que ces cauſes n'exiſtent pas dans cette partie de l'œconomie animale.

Il ne ſera pourtant pas hors de propos, avant d'expliquer la nature de cette ſecrétion, de remarquer que BELLINI & le Profeſſeur BOERHAAVE, quoiqu'ils rejettent tous deux ces Hypothéſes, ſont cepen-

* Williſ. Pharmaceut. part. 1. ſect. 4. cap. 3.
** GALEN, de uſu Part. Lib. 5. cap. 6. & 7.

dant tombés dans une erreur à ce sujet ; car le premier pense que le sang étant arrivé aux extrémités des artères émulgentes, s'extravase par les ouvertures de leurs orifices dans un petit espace entre ces orifices & le principe des tuyaux urinaires & des veines émulgentes : que les tuyaux reçoivent les parties urinaires ; & que les veines, par le moyen de la différente configuration de leurs orifices, reçoivent le sang résidu : au lieu que non-seulement il est évident aux sens, en injectant le Rein, que les conduits urinaires tirent leur principe immédiatement des extrémités des branches de l'artère ; mais encore il est démontré par la nature des fluides que les orifices de ces vaisseaux ne sçauroient être de différentes figures ; parce que la pression des liqueurs étant constamment perpendiculaire aux côtés des vaisseaux qui les contiennent ; les orifices seront par ce moyen également distendus par tout, c'est-à-dire, qu'il faut qu'ils soient circulaires. *

Il est vrai que le sang est préalablement disposé à une secrétion particuliére par l'attrition singuliere de ses par-

* **Bellini**, de structurâ Renum. *p.* 23.

ties, & la pression qu'il souffre
dans les différens replis & contours des artèrioles de la glande ; ce qui l'engage à se défaire des particules qui sont
adaptées aux orifices des canaux secrétoires, contre lesquels elles sont poussées avec
une certaine vîtesse ; & comme
ces replis & contours sont extrêmement différens dans différentes glandes, il arrivera de
là une varieté de sécrétion dans
ces corps ; mais que les orifices
des conduits secrétoires doivent
de nécessité être circulaires,
(quoique leurs dimensions varient dans différentes glandes)
c'est ce qui paroît évidemment

par les effets conſtans que font les fluides ſur les vaiſſeaux qui ſe prêtent à meſure qu'elles y coulent. Et par conſéquent toute la doctrine des ſecrétions dépend de la contexture & de la diſpoſition particuliére des branches arterielles de la glande, de la force avec laquelle le ſang eſt pouſſé contre les orifices des canaux ſecrétoires, & des diamètres des orifices même.

BOERHAAVE s'eſt trompé, en concluant que la ſecrétion de l'urine ſe fait de deux maniéres ; l'une plus ſimple, par la filtration immédiate des parties urinaires au travers des conduits

duits de BELLINI, ou tuyaux urinaires ; l'autre plus compliquée par le moyen de quelques glandes diſtinctes ; il eſt conſtant qu'il n'y a point de glande dans tout le rein , dans le ſens que cet Auteur l'entend. *

La ſéparation de cette liqueur d'avec le ſang ſe fait donc par un méchaniſme très-ſimple, ne provenant que de la ſtructure du rein , & de quelques diſpoſitions du ſang qui y circule. Car par la précédente deſcription des parties qui forment cet organe , il paroît, que le ſang eſt pouſſé

* BOERHAVEI Inſtitut. N°. 353.

D

par la force du cœur au travers des différentes ramifications & circonvolutions des arteres émulgentes, jusqu'à ce qu'il arrive aux orifices des tuyaux urinaires, qui font les conduits fécrétoires : mais ces tuyaux n'étant point capables, à caufe de la petiteffe de leurs dimenfions, d'admettre toute la maffe hétérogene, mais feulement les parties qui leur font proportionnées, ces parties feront feules reçues, tandis que les plus groffieres enfileront les orifices plus ouverts des veines émulgentes, pour être rapportées dans la veine cave.

Or, la partie aqueufe du

fang étant compofée de fes particules les plus déliées , & les fels du fang ayant une liaifon étroite avec fa partie aqueufe , comme y étant diffous , celles-ci pafferont les premieres par les orifices des vaiffeaux fécréteurs , & le fluide féparé fera par conféquent compofé effentiellement de ces principes : on verra bientôt qu'il en eft de même de l'urine.

L'urine ainfi féparée coule par ces conduits aux Mamelons , & de là elle eft déchargée dans les tuyaux urinaires qui la portent au baffinet. Cette cavité quoique différente de ce que la nature pratique en d'autres parties glanduleufes, dont les conduits excréteurs fe terminent généralement en un feul conduit large & commun fans aucune cavité interpofée ; celleci, dis-je, réfulte néceffairement de la figure du rein ; car comme il forme une partie confidérable d'un cercle, dans lequel les tubes urinaires fe multiplient en grand nombre, de la circonférence vers le centre, s'ils s'ouvroient à la fois dans un conduit étroit, leurs orifices fe feroient tellement rapprochés & dans des directions fi oppofées, que quelques-uns n'auroient pu fe décharger de leur contenu ; ou tout au plus cela se feroit fait fort irréguliérement ; cet accident est prévenu par le bassinet au moyen duquel leurs orifices sont plus éloignés du centre, & l'un de l'autre, & la décharge est rendue par-là égale & uniforme.

Du bassinet l'urine descend par les ureteres dans la Vessie : mais que ce soit par son propre poids, ou qu'elle soit aidée par l'action de ces canaux, c'est ce qui n'a point encore été décidé. Quelques Anatomistes * très-célebres ont in-

* VERHEYEN Anatom. Tractat. 2. cap. 18. Dionis Anatom. Demonstrat. 3.

féré de la substance & de la
disposition des tuniques dont
ils sont revétus, qu'ils ne sont
pas purement passifs & prétant
simplement un passage à l'u-
rine ; mais qu'ils sont doués
d'une espece de mouvement
péristaltique qui accelere sa
descente dans la Vessie. Il est
vrai que dans les brutes cette
action des ureteres paroît en
quelque façon nécessaire , à
cause de la situation horison-
tale de leur corps, l'urine ne
coulant point en bas comme
dans les hommes , & par conséquent son poids ne contri-
buant que peu ou point du
tout à son mouvement : mais

dans les hommes cette action n'eſt pas néceſſaire , parce que l'urine deſcend d'elle - même par la poſition droite de ces canaux. D'ailleurs je penſe volontiers que le cours de notre urine demande plutôt à être retenu qu'accéléré , afin qu'elle ne deſcende pas avec trop de violence dans la Veſſie , ce qui cauſeroit une ſenſation douloureuſe , & que pour cette raiſon la nature a formé les ureteres d'inégales dimenſions en leurs différentes parties , & a d'une façon remarquable reſſerré leurs orifices dans l'endroit où ils s'ouvrent dans la Veſſie , afin qu'ils puſſent être autant d'obſtacles contre un écoulement ſubtil & trop prompt. Mais outre cette raiſon, il eſt encore plus probable qu'ils n'ont pas cette faculté, parce que, à la différence de toutes les autres parties qui ont des fibres muſculaires, lorſqu'ils ont une fois été forcément diſtendus, ils ne reprennent jamais leurs premieres dimenſions ; ce qu'on remarque dans les grands buveurs, & dans des accidens néphrétiques, † & ce qui arriveroit s'ils étoient doués d'un mouvement périſtaltique. Mais pour continuer, l'urine eſt

† RUISCH. Theſaur. No. 8. p. 13.

reçue des ureteres par la Veffie, & la contraction de leurs
orifices, & l'obliquité de leur
infertion empêchent qu'elle
n'y retourne. Elle refte dans
la Veffie, jufqu'à ce que par
fa quantité & par fon Acri-
monie elle diftende & pico-
te fa tunique interne, ce qui
fait que la tunique mufculeufe refferre fes fibres , &
agit fortement fur la premiere;
les deux corps charnus de
Morgagni raccourciffent leurs
fibres en même tems, & ref-
ferent ainfi les orifices des
ureteres afin qu'il ne s'en échap-
pe point par-là. Par cette preffion, & celle des mufcles de

l'Abdomen, l'urine est poussée en-bas avec une force suffisante pour surmonter le *Sphincter* de la Vessie, & la porter par l'uretre hors du corps. Mais pour qu'il n'en reste aucune partie lorsque la pression cesse & que le Sphincter est fermé, le muscle accélérateur commence à agir, & chasse tout ce qui a pu rester.

Deux Mathématiciens spéculatifs ont essayé de déterminer la force avec laquelle la Vessie agit en expulsant l'urine : mais leurs calculs sont bien différens ; l'un égale cette force à un poids extraordinaire, tandis que l'autre la réduit à une bagatelle.

L'ingénieux Docteur KEIL, en a fait la supputation en excluant les muscles de l'Abdomen , * & il a trouvé que cette force n'égale que le poids de trois onces , ce qui paroît trop peu pour surmonter la résistance du Sphincter , & en même tems lancer l'urine à six piés du corps dans une direction horifontale ; car les muscles de l'Abdomen n'y contribuent que fort peu , excepté lorsque nous retenons l'haleine , & que nous faisons effort; pour lors à la vérité ils forcent extremement en bas, & pres-

* KEIL Essais. p. 9.

sent sur la Veffie. Mais ce calcul eft très-defectueux : car
pour ne point parler de ce que
Michelotti a rémarqué , que
le Docteur Keil n'a point sup-
puté du tout la force de com-
preffion qui appartient à toutes les parties de la superficie
interne de la Veffie, mais seulement à la partie qui répond
à une section tranfverse de l'u-
retre. Cela eft encore défec-
tueux en ce qu'il n'a point fait
attention à la longueur de l'u-
rètre depuis l'orifice de la Ves-
fie , ni au frottement qui en
provient , ce qu'il auroit dû
faire pour rendre fon calcul
plus parfait ; car bien que la

force qui fait qu'un fluide coule
d'un orifice avec une certaine
vitesse soit telle qu'il l'a établie ; cependant s'il y a un
tuyau qui s'étende à quelque
distance de-là , au travers duquel le fluide doit ensuite paffer, fa vitesse, en fortant de l'extrémité de ce tuyau fera , le
reste étant égal , comme fa
longueur ; & il faudra par
exemple plus de force pour
porter un fluide avec la même
vitesse par un tuyau de douze
pouces de long, que par un autre d'un même diametre & qui
n'en aura que quatre. Cela aug-
menteroit encore de quelque
chose la force de la Veffie :

mais il suffiroit encore à peine pour lancer l'urine hors du corps aussi loin qu'on le fait.

Michelotti * par des conséquences méchaniques égale le pouvoir de la Vessie à 504 livres pesant : mais il travaille sur un faux principe , car il suppose que la force par laquelle un fluide en sortant de l'orifice d'un conduit acquiert un certain degré de vitesse, est égale au poids d'un cylindre du même fluide, dont la base répond à l'orifice par lequel il passe, & dont la hauteur est égale à la simple hauteur de l'extrémité de la superficie du

* De separatione fluidorum *p.* 117. & *seq.*

fluide qui est au‑dessus ; au lieu qu'il a été démontré par le Chevalier NEWTON, † que cette force égalera celle d'un cylindre de la même base , mais du double de la hauteur de laquelle un corps grave doit tomber pour acquérir une telle vitesse. Cependant les conséquences qu'il tire de son principe sont justes , & s'il avoit travaillé sur celui du Chevalier NEWTON , comme il a fait sur le sien, il auroit connu le plus qu'il auroit été possible , la force totale de cet organe. Sa proposition entiere avec les

† Philosophiæ principia, lib. 2. prop. 36, Corollar. 2.

conféquences qu'il en tire eft
beaucoup trop longue pour être
rapportée dans ce difcours :
ainfi je vous renvoie à l'ou-
vrage même ; & j'obferverai
feulement en paffant , qu'on
peut voir par ce qui vient d'ê-
tre dit , combien le raifonne-
ment en méchanique eft incertain , lorfqu'il eft employé
à expliquer quelques fonctions
de l'œconomie animale , bien
qu'il foit le meilleur dont nous
puiffions nous fervir dans cette
fcience.

On peut tirer de cette vue
des actions des parties qui fer-
vent à la fécrétion de l'urine,
& de la nature de cette fécré-

tion, quelques conféquences, qui ferviront de réponfes à di· verfes queftions qu'on trouve ordinairement dans les livres élémentaires : car nous apprenons de là que l'urine n'eft point l'excrément d'aucune coction particuliere, comme les anciens la nomment, mais que toutes les digeftions lui en fourniffent la matiere ; parce que tout ce qui eft amené aux reins a fouffert l'action de l'eftomac, a été rompu & divifé en paffant dans les Poumons par la force de la refpiration, & coule de là mêlé avec la partie nourriciere du fang, jufqu'à ce qu'il en foit féparé par

les orifices des tuyaux urinaires ; & par conséquent c'est un
excrément de toutes les coc-
tions.

De-là nous voyons aussi la
raison pour laquelle nous uri-
nons si fréquemment lorsque
nous buvons beaucoup , &
particuliérement pourquoi cet
excrément est filtré en si peu
de tems, & en si grande quantité, quand nous prenons des
boissons diurétiques à jeun ,
sans recourir à des passages
occultes de cet organe à la
Vessie, que l'Anatomie n'a jamais enseignés, & que des observations réitérées ont démontré n'avoir aucune exis-

tence. Car quoiqu'une ex-
périence publiée dans les transactions Philosophiques * semble favoriser cette opinion, une
assez grande quantité d'urine
ayant été trouvée dans la Vessie d'un chien, quoique les uré-
teres fussent liés , & fussent même un peu enflés au-dessus de la
ligature, cependant d'un autre
côté, en ouvrant les Vessies de
gens morts d'une rétention d'u-
rine causée par une obstruction
des passages ordinaires des reins
& des ureteres , on n'y a jamais trouvé une goutte d'u-
rine.

Et à la vérité on n'a pas bé-

* Transact. Philosoph. N . 65. 67.

foin d'un paffage plus cour que celui que la nature a rendu apparent : car à l'égard des fréquentes évacuations d'urine dans le tems qu'on boit, il faut remarquer que l'eftomac, les menus inteftins, & les veines lactées font déja remplis de boiffon, deforte que le fang reçoit un nouveau renfort de fluide par celle qu'on vient d'avaler ; ce renfort, s'il eft permis de parler ainfi, chaffe par les vaiffeaux dans la veine fousc'aviere ce qui y eft déja contenu : la conféquence qu'on en pourra tirer fera qu'une plus grande quantité de fang qu'à l'ordinaire fera portée aux reins, & par-là il s'y séparera une plus grande quantité d'urine : & c'est encore ici la raison pour laquelle la premiere urine qui passe est d'une couleur plus foncée, & porte des signes de coction ; au lieu que les évacuations suivantes perdent ces signes, & à la fin l'urine passe parfaitement claire & crue, & elle continuera d'être telle jusqu'à ce que ce renfort extraordinaire soit tout à fait écoulé, & pour lors elle reprendra sa premiere couleur, &c.

Quant à l'autre cas dans lequel l'estomac est vuide, & le sang est supposé être en gran-

de partie dépouillé de la matiere urineuse, si nous faisons
attention au tems que les fluides mettent à passer de l'estomac dans le sang , & au peu
de tems qu'il leur faut ensuite pour être portés aux reins
par la rapidité de la circulation, nous trouverons que les
passages ordinaires sont bien
suffisans.

Il faut donc considérer, que
quoique les substances solides
exigent du tems pour que l'estomac les brise, afin que leurs
parties soient rendues assez mé-
nues pour entrer dans les veines lactées ; cependant les fluides, étant pris seuls, sont na-

turellement propres à y paſſer
à cauſe de la petiteſſe de leurs
particules, & de leur aptitude
au mouvement ; ces deux qualités les feront céder à la pré-
miere impulſion, c'eſt pourquoi ils ne s'arrêteront pas là,
mais ils feront bientôt forcés
dans les vaiſſeaux par l'action
de l'eſtomac & des inteſtins.
Que le progrès des fluides qui
paſſe à travers ces vaiſſeaux ne
demande que très-peu de tems,
c'eſt ce qui eſt démontré par
la deplétion preſque momen-
tanée des veines lactées dans
les animaux vivans, qu'on ou-
vre quelque tems après qu'ils
ont mangé abondamment ;

ainsi si la partie des liquides qui est évacuée par l'urine, n'est pas plus long-tems à couler par le cœur aux orifices des conduits urineux des reins, qu'elle ne l'est à passer de l'estomac au cœur, on trouve que les canaux ordinaires à tous égards rempliront ces conditions.

Or, comme le cœur se décharge d'une once de sang à chaque systole, & qu'il bat soixante systoles dans une minute, il passera dans l'aorte 900 onces dans un quart d'heure : supposant donc que les dimensions des arteres émulgentes qui viennent immédiatement

de

de son tronc , soient une di-
xieme partie de celle de l'aorte , à-peu-près, la quantité de
sang qui passera dans ces arte
res pendant ce tems-là sera de
quatre-vingt dix onces , ou
cinq livres six onces poids de
marc. Ajoutez à cela que la
sérosité fait la plus grande partie du sang , & abonde bien
davantage dans ce tems-là
par le surcroît de la liqueur
qui y est versée ; d'où nous pouvons raisonnablement con-
clurre que deux ou trois parties
d'urine peuvent être séparées
d'une telle quantité de sang
dans cet espace de tems, &
qu'une grande partie peut rê-
E

tre même plutôt : ce qui répondra à tout ce qui a été observé au sujet du prompt passage des diurétiques, dont les effets à l'égard de cette secrétion, tant par rapport à sa quantité qu'à sa qualité, exigent au moins plus de la moitié de ce tems.

On croiroit que cette opinion d'un passage immédiat de l'estomac à la Vessie, si contraire à l'Anatomie & à la nature de l'œconomie animale auroit dû avoir été réjettée à la première dissection d'un corps humain, avec d'autant plus de raison qu'à présent ces parties sont exactement connues : cependant on fait encore revivre cette opinion, & on prétend la soutenir ; * c'est ce qui m'a conduit dans le détail que je viens de faire.

On peut établir comme un corollaire de ce qui a été dit, que la quantité de l'urine doit être proportionnée à la quantité de la boisson. Car, le reste étant égal, la quantité du fluide séparé est proportionnée à celle du sang porté à l'orifice du canal sécrétoire : mais la quantité de la partie aqueuse du sang, dont l'urine est principalement composée, est pro-

* Morgan. Principes de Medec. Lond. 1725.

portionnée à celle des liqueurs qu'on a bues; ainsi la quantité de l'urine leur sera proportionnée aussi. Mais il faut ici compter ce qui est évacué par la transpiration & la sueur, dans l'expiration, & avec la salive & dans diverses autres circonstances. Par exemple, par la chaleur ou l'exercice, les parties aqueuses du sang passant dans la sueur par les pores de la peau, la quantité de l'urine sera diminuée; comme au contraire les pores de la peau étant serrés par le froid, la portion d'urine évacuée sera plus grande qu'à l'ordinaire.

Pour derniere conclusion de la théorie précédente, il paroît, qu'outre les particules, dont l'urine est naturellement composée, quoiqu'elles aient des surfaces inégales, & que l'une puisse être plus longue que le diametre du canal sécrétoire, d'autres particules peuvent cependant être séparées en même tems, pourvu que la surface qui se présente à l'orifice n'excede point son diametre. J'ajoute même que du sang peut y passer, s'il est poussé avec assez de force pour distendre & élargir les conduits sécrétoires; de même qu'il arrive à quelques autres vaisseaux qui font naturellement plus menus, mais qui font dilatés pour un tems, comme dans des Hémorroides critiques & symptomatiques, & dans les menstrues.

La doctrine proposée est si bien établie sur les propriétés méchaniques des parties qui ont lieu ici, qu'elle n'est presque exposée qu'à l'objection suivante. S'il est vrai, dit-on, que toutes les parties dont l'urine est composée font dans le fang lorsqu'il est apporté aux orifices des conduits urinaires, & que la filtration de celles-ci d'avec les autres ne dépend que de leurs diametres, elles feront toutes féparées en même tems, étant de la même nature, & proportionnées à ces orifices; ce qui est contraire au fait, le sang réfluant dans les veines émulgentes étant encore chargé de quelques-uns des principes de l'urine. Mais si nous faisons attention qu'une partie du sang est employée à la nourriture des reins, & ne parvient point à ces orifices, mais qu'elle est immédiatement reçue par les branches veineuses qui leur répondent : nous trouverons la raison pour laquelle il retient encore un peu ces principes, qui peuvent cependant en être séparés dans quelque circula-

tion subséquente par ces organes ; & en même tems l'objection tombera d'elle-même.

Nous allons maintenant considérer la nature & les propriétés de l'urine même. Elle
est composée d'une substance
fluide dans laquelle plusieurs
particules serrées & solides se
soutiennent ; ses parties éle-
mentaires, ou plus simples sont
de l'eau, du sel, & de la terre,
comme BELLINI l'a fait voir
évidemment dans ses expé-
riences. *

Que la partie fluide de l'u-
rine soit presqu'entierement de
l'eau simple, c'est ce que l'on

* BELLINI de urinis p. 9.

connoît par une douce évaporation, au moyen de laquelle ce qui est exhalé se trouve clair & insipide comme l'eau la plus pure, & le résidu épaissi après que l'évaporation est faite, se retrouve encore à tous égards dans l'état de la véritable urine (c'est-à-dire, pour la couleur, le gout, l'odeur & la consistance) en y ajoutant la même quantité d'eau commune, au lieu du fluide qui étoit évaporé.

L'existence d'un sel est prouvée par son gout, qui devient plus piquant à mesure que le menstrue aqueux s'exhale, jusqu'à ce qu'enfin il reste une

fubftance noire & vifqueufe
qui fe diffout à l'air comme
le fel commun, & qui eft tellement piquante que la langue peut à peine la fouffrir.
Cet Auteur n'a point parlé de
la nature de ce fel effentiel;
mais nous trouvons par des
expériences qu'il n'eft pas Alkali pur, comme quelques Chy-
miftes l'ont cru : il n'eft pas
non plus Acide, mais il eft
d'une efpece particuliere, &
tient des deux qualités : car
fi on verfe de l'efprit de
Nitre, de l'eau-forte, ou pareil acide fur l'urine, cela ne
fera que rendre fa couleur un
peu plus foncée ; & ces aci-

des étant mêlés avec un Alkali ou fixe ou volatil , caufent toujours une ébullition
confidérable. De même en
mettant un fel nitreux dans
de l'efprit d'urine , il deviendra laiteux , & il en arrivera
de même avec du fel de Tartre.
Ces expériences prouvent évidemment que ce fel a de l'a-
cide & de l'Alkali auffi dans
fa compofition.

Les particules terreftres dans
l'urine s'apperçoivent par l'expérience fuivante : fi on fait
évaporer l'urine jufqu'à ce
qu'elle devienne de l'épaiffeur
du miel, & qu'on y verfe la
même quantité d'eau commu-

ne , l'urine artificielle aura ceci de commun avec la naturelle, qu'elle deviendra trouble & se corrompra , & avant sa pu-tréfaction , il tombera au fond une poudre tout à fait insipi-de , pâle , & impalpable , entie-rement semblable à la terre élementaire.

Qu'il y ait aussi un soufre dans l'urine , quoique BELLINI n'y ait fait aucune attention , cela paroît évidemment par son odeur forte dans l'instant même qu'elle vient d'être vuidée; mais sur-tout par la puanteur qui en provient lorsqu'elle est dans un état de putréfaction , ou pendant l'évaporation ; il est vrai que la quantité en est petite puisqu'on n'en tire presque pas dans la distillation.

De ces trois principes, eau, sel & terre, & des différentes proportions des uns avec les autres, dépendent en grande partie la couleur, la salure, & la consistance de l'urine, avec toutes les variations qu'on remarque à chacune. Si les parties aqueuses dominent plus qu'à l'ordinaire, l'urine sera claire & pâle : si les sels se trouvent en trop grande abondance, elle sera d'une couleur flambée, brillante, mais toujours claire ; les sels étant des corps transparens. Si la terre

qui eſt un corps opaque excede, elle embaraſſera le paſſage
des rayons de la lumiere, &
produira une couleur plus foncée, en diminuant la clarté &
la tranſparence de l'urine ; ce
qui augmentera à proportion
de la quantité de terre qui s'y
rencontrera, juſqu'à ce qu'enfin l'urine devienne trouble &
épaiſſe.

Mais outre ces trois principes, il y a lieu de croire que
la couleur naturelle de l'urine
provient en grande partie du
ſoufre qui s'y trouve. Car bien
qu'il ne ſoit qu'en petite proportion, cependant il retient
toujours ſa couleur après qu'il

est séparé d'avec les autres principes, & étant mêlé avec de
l'eau, il la teindra considérablement, ce que les autres principes de sel & de terre ne feront pas après leur séparation,
& cependant chacun convient
qu'ils contribuent principalement à sa couleur.

Les différens degrés de salure dans l'urine proviennent de
la différente quantité du sel qui
flotte dans le menstrue aqueux;
& sa qualité piquante sera plus
sensible à la langue, à proportion qu'il se trouvera moins
de fluide pour dissoudre le sel,
& en émousser les pointes, &
ainsi du contraire. La consis-

tance de l'urine fera plus ou moins claire, à proportion que les particules folides s'y trouvent plus ou moins abondamment : cela eft trop évident, pour avoir befoin de démonftration.

Ce qu'on appelle les nuages, fufpenfions, & fedimens de l'urine, n'eft autre chofe que ces particules folides, qui lorfque ce fluide compofé eft forti du corps, & repofé, fe féparent d'avec la partie aqueufe & s'arrangent fuivant leurs poids réciproques ; ces dénominations leur étant données fuivant qu'elles fe trouvent en haut, au milieu, ou au fond de l'urine ; mais de façon cependant que la différente densité de ces matieres en un tems plus qu'en un autre , & la différente réfiftance du milieu où elles font foutenues , peuvent enfuite changer leur fituation ; tellement que ce qui n'étoit au commencement qu'une fufpenfion , peut enfuite fe repofer & devenir un fediment.

La nature de l'urine étant ainfi connue , nous pouvons en tirer des conféquences qui expliqueront quelques affections de l'œconomie animale. Premierement nous voyons de-là pourquoi , en prenant de l'exercice , & quand il fait chaud ,

l'urine eſt d'une couleur plus
foncée, plus ſalée & plus piquante qu'en d'autres tems ;
& pourquoi elle a les mêmes
qualités, après qu'on a été quelque tems ſans prendre rien de
liquide. Car dans ces deux cir-
conſtances les parties ſolides ſe
trouveront en plus grande proportion que le menſtrue aqueux;
cette derniere partie étant évacuée par les pores de la peau
dans le premier cas , & dans
l'autre le ſang étant pour quelque tems fruſtré d'un nouveau
renfort, ce qui eſt ſéparé par
les reins dans ces circonſtan-
ces , abondera plus qu'à l'ordinaire de ces principes ſolides.

La précédente observation
fait voir la raison pour laquelle l'urine de gens sains &
d'un temperament robuste, a
rarement ces nuages & suspen-
sions, mais plus souvent le sédiment ; parce que les deux
premiers étant composés des
parties les plus fines & déliées
du contenu solide , sont éva-
cués en même tems que les parties aqueuses par la sueur & la
transpiration; ce que les particules plus grossieres & pésantes qui
forment le sédiment ne sau-
roient faire , à cause de leur
volume & de leur forme , &
ainsi elles seront filtrées par les
reins , & se reposeront par

leur propre poids. Elle montre auffi la grande affinité qu'il
y a entre l'urine & la fueur :
& que l'augmentation de cette
derniere peut en quelque façon fuppléer au défaut de la
fécretion urinaire, c'eft la raifon
qui fait que des malades languif-
fent fi long-tems d'une rétention totale de l'urine caufée
par une obftruction des reins,
avant qu'ils en meurent, ce
qui dans des corps vigoureux
n'arrive quelquefois qu'au bout
de dix-huit ou vingt jours :
on a vu même plufieurs exemples de malades dont l'urine a
été totalement retenue par la
même caufe pendant quinze &

ſeize jours de ſuite , & qui cependant des en ſont revenus. *

Il eſt preſqu'impoſſible de
déterminer préciſement la couleur & la conſiſtance que l'u-
rine doit avoir dans les corps
ſains , à cauſe de la grande
diſtinction qu'il faut faire de
la différence d'âges , de tem-
péramens & de nourritures des
différentes perſonnes , & des
mêmes perſonnes en différens
tems. Mais comme les deux
extrémités d'une urine claire ,
& d'une urine rouge & trouble , ſont cauſées par la trop
grande abondance , ou du menſtrue aqueux , ou des parties

* Stalpart. Obſervat. Centur. 1. obſervat. 7.

folides , nous pouvons hafar-
der cette conféquence , que
d'une jufte proportion & mélange des deux , dans un état
de parfaite fanté , doit réful-
ter un milieu entre ces deux
extrémités , qui eft un jaune
clair ou citron. Quant à fa
confiftance , eu égard aux cir-
conftances précédentes , elle
doit être à peu près comme celle
de l'eau commune , mais un
peu plus épaiffe & plus pefante,
à caufe des principes folides
qu'elle contient.

Il eft plus aifé de rendre
compte de la blancheur , de la
légereté , & de l'égalité de fon
fédiment naturel. Car comme

les fluides féparés du fang feront tels que l'état du fang lors
de leur fécrétion , & que le
fang dans fon état naturel eft
fuppofé être toujours femblable & égal à lui-même, toutes les parties qui en font féparées par les reins en tems
égaux, feront auffi femblables
& égales ; & par conféquent
étant hors du corps & en repos ,
elles fe placeront mutuellement
enfemble , & rendront le fédiment égal. Sa blancheur provient de la grande quantité des
fels dont il abonde (comme il
réfulte manifeftement de l'expérience de BELLINI *) lefquels

* De urinis *p.* 1 3.

étant unis avec les parties épaif-
fes & vifqueufes de l'urine,
s'abaifferont avec elles, & par
les regles de l'optique produi-
ront cette couleur.

Pour conclurre, nous voyons
de-là combien l'infpection de
l'urine eft utile dans la pratique de la Medecine. Car en
comparant les différentes apparences dans l'urine des malades, avec celles qu'elle a naturellement, & remarquant à
quels égards elles different les
unes des autres, nous connoî-
trons aff z l'état préfent du
fang, quant au mélange de fes
parties, & de leur proportion
réciproque. Et fi en même tems
nous

nous remarquons tous les simptômes qui accompagnent ces
apparences , & qui en réful-
tent , nous decouvrirons quelle
eft la maladie qui provient
d'un tel état du fang , & nous
pourrons en prédire l'évene-
ment.

Il feroit facile de montrer
par des autorités , & par des
obfervations particulieres , les
différens états du fang , que
chaque altération de l'urine indique : mais comme je fuis ref-
traint à ne traiter que des maladies dont quelques organes
particuliers font attaqués , je ne
parlerai que de ce qui peut
fervir à nous les faire connoître.

F

Nous avons examiné les ufages des parties, & recherché la
nature de l'urine ; dans cette
recherche j'ai le plus fouvent
fuivi BELLINI, de la maniere
la plus précife qu'il m'a été
poffible , parce que le détail
qu'il en donne eft le meilleur,
tant par fes expériences , que
par les conféquences qu'il en
tire.

SECTION III.

PARTIE I.

De la Pierre dans les reins.

LES Organes de l'urine font fujets à plufieurs indifpofitions : c'eft ce qu'ils ont de commun avec d'autres parties d'une même ftructure, & d'une compofition femblable. Ces indifpofitions proviennent auffi des mêmes caufes générales; telles font les inflammations, les tumeurs, les abfcès, les ulcères, les fchirres &c. Mais les maladies les plus ordinaires &

même les plus confidérables qui affectent ces organes, proviennent de l'urine qu'ils féparent ou qui paffe par leurs canaux. Elles ont des symptomes très-fâcheux, & fi elles font de durée, les fuites en font funeftes : il n'y en a pas de plus ordinaires que celles qui proviennent d'une pierre dans les reins ou dans la Veffie, & c'eft ce qui fera le fujet du refte de ce difcours. Si nous comparons ce qui a été dit ci-devant touchant les principes élémentaires de l'urine, avec plufieurs expériences faites fur ces fubftances endurcies, il paroîtra que la principale caufe d'une pierre dans les reins se trouve originairement dans la composition naturelle de ce fluide : car nous trouvons par la Chymie, & à l'aide du Microscope, que ce que nous appellons une pierre est presqu'entierement formée d'un sel volatil & fixe, dont l'urine abonde. Pour qu'il se forme une concrétion pierreuse, il n'est pas besoin de ce que les Naturalistes appellent une putréfaction, ni d'aucun changement de substance dans les parties qui composent l'urine; mais seulement d'une séparation des particules salines, & de quelques particules terrestres

d'avec le fluide, & qu'enfuite
ces corpufcules folides s'uniffent & s'attachent fi fortement
enfemble, qu'ils ne puiffent
plus être défunis, ni diffous
par aucun flux de l'urine.

L'un & l'autre de ces accidens arriveront, fi les fels font
en fi grande abondance dans
l'urine qu'ils ne puiffent paffer
par les conduits très-déliés, qui
forment les mammelons, ou fi
leur paffage eft empêché par
quelque matiere vifqueufe féparée en même tems que ces
fels, & qui par-là les unit; ou
bien fi ces conduits même
font tellement preffés ou reffer-
rés, qu'ils ne puiffent fe pré-

ter au passage des sels par leurs
cavités. Car dans toutes ces circonstances la lymphe saline
croupira dans les mammelons,
& par-là les sels seront trop
rapprochés ; & ces corpuscules
étant capables d'une grande attraction s'attireront les uns les
autres plus fortement qu'ils ne
seront retenus par le fluide qui
les soutient, & par conséquent
ils s'en sépareront & s'uniront
en une seule substance solide.

Que l'une ou l'autre de ces
trois causes puisse seule produire cet assemblage, si elle
existe dans le degré que nous
avons dit, c'est ce qui est
prouvé par la nature des sels

en général , lorſqu'ils ſont en diſſolution , & par ce qui arrive néceſſairement lorſqu'ils ſont trop rapprochés , dans la ſphere de leur activité ; & à plus forte raiſon par la nature des ſels dont la pierre eſt compoſée , & qui ſont tellement attractifs que lors même qu'elle eſt reduite en une tête morte , & en une poudre impalpable , diſſoluble dans l'eau , les ſels peuvent s'en ſéparer en peu de tems & s'unir ſi fortement enſemble, que tel degré de chaleur que l'on puiſſe donner à l'eau , ils ne s'y diſſoudront plus.

Cependant il y a raiſon de

croire qu'un noyau d'une confiftance ferme , fe forme rarement par la premiere ou par
la feconde caufe , fans que la
derniere y contribue; & qu'au
contraire la derniere feule en
peut produire un. Car quand
même il y auroit une trop grande abondance de fels dans l'u-
rine , ou qu'une quantité ordinaire fût envelopée d'une
matiere vifqueufe , cependant
fi les conduits urinaires ont la
dimenfion qui leur eft naturelle , ils ne s'arrêteroient pas
dans les mammelons, à moins
que ces qualités falines ne fe
trouvaffent en très-grande quantité : mais la force & le poids

de la premiere urine qui sur-
viendroit les précipiteroient par
les orifices de ces conduits :.
au lieu que si ces conduits
étoient fort resserrés, les sels
s'y arrêteroient en proportion.
Il me paroît évidemment prouvé qu'un noyau est plus souvent formé par quelque défaut
du rein même, que par les qualités de l'urine ; en ce que d'ordinaire il n'y a qu'un seul rein
de vicié, tandis que l'autre
reste libre. Car si la cause étoit
également dans l'urine, ils se-
roient tous deux affectés de
même, puisque l'urine qui est
séparée par l'un & l'autre rein,
tient nécessairement des mê-

mes qualités. Il est cependant très-probable que les deux prémieres des causes dont je viens de parler sont concomitantes, & contribuent beaucoup à la formation d'une pierre ; & il est presque certain qu'un depôt sablonneux, ou ce qu'on appelle la gravelle, peut venir de l'une ou simplement de l'autre de ces deux causes.

Pour mieux prouver cette vérité , il seroit facile de démontrer que les causes antécédentes d'un accès nephretique introduisent l'une ou ces deux qualités ensemble dans l'urine , ou qu'elles affectent les passages des reins de la maniere qui vient d'être dite : mais comme ce seroit ennuyer par de fréquentes répétitions d'un même raisonnement, que d'expliquer comment chacune de ces causes en son particulier aide à la production d'un ou de plusieurs de ces effets, je ne parlerai que des principales & des plus communes causes procatartiques, qui sont comprises dans l'observation suivante : qui est que ceux qui boivent constamment & en trop grande quantité des liqueurs fortes ; ou ceux qui ont l'estomac foible, ou qui se nourrissent de mêts qui abondent de sucs visqueux ; ou ceux qui menent une vie tout-à-fait sedentaire & sans exercice, sont sujets plus que tout autre à cette maladie ; & on verra en examinant l'urine de ces personnes qu'elle doit de nécessité être surchargée de sels, ou d'une matiere tenace & visqueuse ; ou que les canaux des reins seront trop resserrés ou pressés, suivant que l'une ou l'autre de ces causes est dominante.

10. Il est à remarquer dans la premiere partie de cette observation, que toutes les liqueurs fortes abondent extraordinairement en sels ; leur esprit n'étant autre chose qu'une grande quantité de ces subs-

tances soutenues dans un peu
d'eau & d'huile ; d'où il s'ensuit qu'en buvant trop fréquemment de ces liqueurs le
sang sera surchargé de ces principes. Mais outre cela , si on
se fait une habitude continuelle
d'user de ces liqueurs , au bout
d'un certain tems , la serosité
qui est la partie du sang la plus
aqueuse , contiendra une grande portion d'un fluide spiri-
tueux : & nous sçavons par
expériences qu'un sel qui tient
de l'urine ne se dissoudra pas
dans ce menstrue ; & ainsi la
quantité des sels amenés dans
le sang avec la nourriture , sera augmentée tous les jours.

Or l'urine étant principalement & immediatement féparée de la férofité, qui eft trop
falée par les deux raifons que
je viens de donner, fera auffi
trop falée par la nature de fa
fécretion.

Cela nous fait voir pourquoi
les accès de la pierre ne font
pas fi cruels aux femmes qu'ils
le font aux hommes ; parce
qu'elles boivent d'ordinaire
moins de vin , & fe nourrif-
fent moins de mêts groffiers
qui abondent en fels. Et par
la même raifon nous pouvons
inférer que la caufe pour laquelle les perfonnes qui ne
boivent que de la bierre font

exempts de cette maladie, eſt dûe en grande partie à ce que cette boiſſon a moins de ſels que le vin.

2°. Comme les liqueurs fortes rendent l'urine trop ſalée, de même une mauvaiſe digeſtion & une nourriture viſqueuſe la rendra glaireuſe & filante. Car l'aliment étant trop viſqueux, ou n'étant pas ſuffiſamment broyé par la digeſtion, le chyle ſera plus viſqueux qu'à l'ordinaire, & étant continuellement transmis au ſang, il le rendra auſſi dans quelque tems de la même qualité. Mais outre cela, les ſels qui ſont la partie de notre

nourriture la moins sujette à
se corrompre, n'étant pas bien
brisés par rapport à la foiblesse
des facultés digestives, se com-
bineront plus fortement qu'à
l'ordinaire, & seront en même tems renfermés dans un
chyle glutineux qui les tiendra
ensemble : par cette raison le
sang sera non - seulement trop
visqueux, mais ses sels ne seront pas suffisamment dissous
ni assés incorporés dans sa sérosité ; d'où il s'ensuit par le
même raisonnement que le pré-
cédent, que l'urine sera trop
visqueuse aussi, & que ses sels
se rapprocheront de trop près,
ce qui fera qu'ils s'attacheront

enfemble. Il paroît de-là que
GALIEN ne s'eft point abfolument trompé, lorfqu'il a attri-
bué la principale caufe de la
pierre à une matiere épaiffe,
vifqueufe, & tenace, * quoique fon opinion ait été réjettée de plufieurs écrivains modernes ; car en expliquant cette
caufe comme une caufe con-
comitante, l'opinion de GA-
LIEN s'accorde avec la raifon
& le fait.

Ainfi nous voyons que les
enfans fouffrent plus que les
adultes de la pierre dans la Veffie ; & fur-tout les pauvres, qui
abondent de fucs vifqueux &

* De Renum affect.

tenaces. HIPPOCRATE attribue au mauvais lait la cause de la pierre dans les enfans, lequel, dit-il, étant terrestre & flegmatique, causera la paresse de l'estomac, & étant mêlé avec le depôt de l'urine dans la Vessie, ils s'uniront ensemble & deviendront solides; * à plus forte raison ces effets feront-ils causés par le fromage, le poisson, & les autres nourritures grossieres des pauvres; & la meilleure raison pourquoi ces jeunes sujets ayant une fois été taillés ont rarement besoin d'une seconde opération, est que lorsqu'ils

*. Lib. de morbis 4. sect. 28.

grandiſſent , leur nourriture eſt changée , les facultés digeſtives ſe fortifient , & les ſolides deviennent plus forts , au moyen de quoi les alimens ſeront plus intimement diviſés, & s'il y a quelque matiere viſqueuſe, ou quelque combinaiſon des ſels , elle ſera briſée & ſe diſſipera à force de travail & d'exercice. Hippocrate obſerve encore †
qu'une pierre ne ſe forme pas dans la Veſſie entre l'âge de quatorze ans & de ſoixante-trois ; nous ſçavons tous qu'alors les facultés digeſtives ſont dans leur plus grande vigueur.

De bonnes connoiſſances ti-

† Coacæ Prænotiones N°. 512.

rées de l'anatomie nous inf-
truiront comment une vie fédentaire & fans exercice, qui
eft la derniere caufe procatar-
tique dont nous avons parlé,
peut caufer un retréciffement
des paffages urinaires du rein.
Elle nous apprend que le corps
étant fédentaire & dans une
fituation courbée, non-feulement tous les vifcères du bas-
ventre, mais même les plus
gros vaiffeaux fanguins feront
comprimés, principalement les
emulgents & la partie de l'aorte & de la veine cave d'où
ils tirent leur principe, comme étant placés dans l'endroit
où la courbure eft plus grande.

Mais ce n'eſt point là le ſeul effet que produit cette ſituation du corps; les viſceres ſeront auſſi pouſſés en arriere & en bas, & par conſéquent ils preſſeront extérieurement ſur ces vaiſſeaux , deſorte que le poids du foye d'une part , & la ratte de l'autre , ſerreront en quelque façon les reins , qui ſont ſitués entr'eux & les muſcles lombaires ; pour ces deux raiſons il n'eſt point étonnant ſi les conduits urinaires qui ſont une continuité des artères emulgentes, dont la ſubſtance eſt ſi facile à prêter, & la contexture ſi fine, ſouffrent le plus, & s'ils ſont tellement resserrés que la lymphe saline est forcée de s'y arrêter.

De-là vient, que les Marchands & les Artisans qui sont beaucoup assis à leur travail, sont sujets à des douleurs dans les reins, comme Ramazzini l'a remarqué : * & que la néphretique est un mal presque héréditaire aux gens d'étude †. & il arrive aussi de-là que les personnes sujettes à la goute ressentent à la fin ces mêmes incommodités ; car bien que ces simptômes nephrétiques, (quoiqu'ils viennent d'une même cause) ne se manifestent

* De morbis artificum, cap. 33.
† Id. cap. 43.

pas pendant que les. reins font
en état de faire leurs fonctions,
& de se décharger de toutes
les parties dont l'urine est composée ; cependant lorsque les
attaques de la goute deviennent fréquentes, & qu'elles du-
rent assez long-tems pour obliger à chaque fois le malade à
garder long-tems le lit, ses reins
se trouveront affectés de la maniere que nous venons de le
décrire , & la pierre surviendra de surcroît à ses maux.

Plusieurs autres fautes dans
les choses non naturelles , les-
quelles nos écrivains mettent
au nombre des causes procatartiques de cette maladie ,
font

comprifes dans la remarque précédente, ou bien on en peut
rendre compte de la même maniere ; à l'exception d'une difpofition héréditaire , qu'on ne
fçauroit compter parmi aucune
de ces caufes , & qui deman-
deroit une explication particuliere ; mais il feroit inutile
de la donner , parce qu'il eft
auffi facile de concevoir que
les parents peuvent communiquer à leurs enfans une difpofition particuliere de leurs
folides & de leurs fluides, qu'ils
peuvent leur imprimer leurs
mêmes traits, ou leur communiquer leur teint.

Pour continuer donc , un
G

noyau étant ainsi formé dans les tubes urinaires du rein , sera à la fin par son propre poids , & par celui de l'urine qui y survient , forcé de passer au travers des mammelons dans le bassinet ; s'il n'y reste pas long-tems , & qu'il soit assez petit pour passer par l'uretere dans la Vessie , il ne causera pas d'accès néphrétique , mais seulement une douleur par l'inégalité & la dureté de sa substance qui égratigne· & presse les fibres extrêmement sensibles de ce tuyau : mais si sa surface pointue étoit cause qu'il adhérât par hazard au bassinet, ou que par quelqu'autre accident il y demeurât jusqu'à ce que par le furcroît des concrétions qui furviennent , il foit devenu trop gros pour paffer par l'uretere fans le diftendre , il caufera un véritable accès néphrétique.

Cet accès eft accompagné d'une douleur fixe dans la région des lombes, qui fe continue dans toute l'étendue de l'uretere , avec un degoût & un vomiffement , un engourdiffement dans la cuiffe & la jambe du côté attaqué , & une retraction du tefticule du même côté. L'urine eft au commencement claire, aqueufe & pâle , elle fe vuide en petite quantité ; & si les deux reins sont attaqués elle est quelquefois totalement retenue ; mais lorsque la violence de l'accès commence à diminuer, & que la pierre a passée dans la Vessie , elle devient épaisse & trouble , &- fort copieusement. Elle est souvent mêlée d'une si grande quantité de sang qu'on l'y apperçoit sans peine; en d'autres tems il y en a si peu , qu'il ne fait que la teindre d'une couleur de caffé. Mais outre les simptômes précédens , si on remarque une fréquente excrétion d'une matiere sabloneuse , ou de quelque petite pierre , ce sera le symptôme le plus certain , ou un signe pathognomonique.

Outre ces symptômes dont nous devons la connoissance à HIPPOCRATE , * il en a encore remarqué un autre , qui étant seul n'indique pas spécialement une pierre dans la Vessie , mais se trouvant avec quelques-uns des symptômes précédens , il nous aidera à porter un jugement sain sur la maladie. Il se trouve dans l'un de ses aphorismes , & sûrement (quoi qu'on en veuille dire ,) il est au-dessus des connoissances d'une garde-ma-

* Lib. de intern. affect. sect. 15 Id. lib Epidemic. 6. sect. 1.

lade, quel que foit fon âge, &
quelque expérience qu'elle ait.
Quand l'on voit, dit ce grand
homme, nager fur la furface de
l'urine des bulles d'eau, elles
indiquent des maladies néphrétiques, & une longue in-
difpofition. *

Ces fimptômes peuvent tous
paroître en un tems ou en un
autre dans le cours d'un même accès ; mais ils font d'ordinaire plus ou moins violens,
& tantôt l'un fe manifefte, &
tantôt l'autre fuivant la nature
de la pierre, & l'endroit particulier où elle eft fituée. Si
elle eft encore dans le corps

* Aphorifm. 34. fect. 7.

du rein , & qu'elle ne foit point entrée dans l'uretere, la douleur fera fourde & fupportable , peu de nerfs fe trouvant dans la fubftance du rein. Il eft même conftant qu'elle peut y refter long-tems , fans caufer aucune incommodité remarquable ; la pratique journaliere fournit mille exemples qui prouvent qu'un pareil corps s'eft trouvé dans le rein , rempliffant le baffinet , & toutes fes branches, occupant même la plus grande partie du rein , fans cependant que les fujets dont la pierre a été tirée , ayent fouffert des fimptômes fort aigus ; ils n'en ont même eu que

très-peu de reffentiment avant
que quelque chofe imprévu
eût malheureufement changé
fa fituation, & caufé par là,
un accès dont les fuites ont été
funeftes. HEURNIUS * en ouvrant un corps, tira d'un rein
foixante & dix petites pierres,
& de l'autre quatre-vingt , &
cependant le malade ne s'étoit
jamais plaint auparavant d'aucuns fimptômes de néphréti-
tique ; & BONETUS † raconte
d'après Antoine de Pozzis ,
qu'il trouva dans chaque rein
une pierre qui péfoit fix on-

* Fernelii Opera à Heurnio Edit. Part. 2.
lib 6. cap. 12.

† Medicin. Septentrional. lib. 3. de imo
ventre, fect. 25. cap. 6.

ées, sans qu'il y ait eu ni aucuns symptômes préalables de gravelle, ni engourdissement dans les lombes, ni aucune diminution de la quantité ordinaire de l'urine, qui couloit même plus abondamment, mais claire comme de l'eau ; le malade n'avoit seulement souffert qu'une soif insatiable.

Mais si la pierre se met dans le col de l'uretere, & qu'elle écorche & tourmente ses membranes extrêmement sensibles, la douleur sera aigue & perçante, & tous les autres symptomes redoubleront vivement. Le vomissement sera fréquent & violent, à cause que la pierre irritant les branches du nerf intercostal, la paire vague en souffrira par simpathie, étant étroitement entremêlée avec le premier, & les deux ensemble ne faisant qu'un même plexus dans cette partie du corps. Les esprits animaux se porteront avec convulsion de cette partie à l'estomac, à qui la paire vague fournit des nerfs; au moyen de quoi ses fibres souffriront des contractions spasmodiques, qui feront réjetter avec violence tout ce qu'il contient.

La cuisse & la jambe du côté attaqué seront engourdies, tant à cause que le muscle

Pſoas, ſur lequel le rein & l'u-
retere ſont couchés, ſera com-
primé par ce corps étranger ;
que parce que le nerf qui provient de la moële de l'épine ,
& qui ſe diſtribue aux muſcles cruraux , ſouffrira la même compreſſion ; c'èſt pourquoi comme les eſprits animaux ne s'introduiront plus ſi
librement dans les muſcles, cet
engourdiſſement en ſera une
ſuite naturelle , & de la même cauſe , jointe à ce que les
nerfs de ces parties ſouffrent
des convulſions cauſées par la
vive douleur de la pierre , vient
la difficulté de marcher droit
qui ſe remarque dans le tems
de l'accès.				G vj

Cette contraction convulsive causée par la violence du mal, se communiquera à toutes les parties voisines qui ont quelque rapport prochain avec celles qui sont immédiatement attaquées. Pour cette raison le peritoine, dans la duplicature duquel le rein est placé, & qui lui sert d'enveloppe externe, comme aussi les vaisseaux spermatiques qui s'insinuent entre ses lames, & qui sont pourvus des mêmes nerfs que les ureteres seront considérablement resserrés, & retireront le testicule auquel ils sont attachés. Mais ce symptome provient aussi principafement, ou du moins en partie du raccourciffement nonnaturel de l'uretere dans ce tems-là ; au moyen de quoi le vaiffeau deférant qui paffe pardeffus & entre l'uretere & la Veffie , fera tiré en haut par l'uretere , & attirera le tefticule après lui.

Comme tous ces fymptomes font plus forts pendant que la pierre refte dans l'uretere , de même ils diminuent , ou ceffent tout-à-fait auffi-tôt qu'elle a paffé dans la Veffie. De même tous les autres fignes concomitans varient fuivant la nature de la pierre : fi elle eft affez groffe pour boucher les orifices de l'uretere ou des mammelons, & que les deux reins soient attaqués, il en résultera une retention totale de l'urine ; ou si elle est grosse, ou bien située de façon qu'elle ne laisse point assez de vuide pour que les matieres solides puissent passer, l'urine sera claire, aqueuse & transparante. Si la surface pointue de la pierre avoit blessé les vaisseaux sanguins, ou que par sa grosseur elle eût beaucoup distendu les conduits urinaires dans son passage, dans ces deux cas l'urine sera teinte de sang. Si son adhésion est assez foible pour être facilement brisée, quelques-unes de ses parties seront peu à peu emportées par l'urine qui surviendra : ou si elle cause un accès avant qu'elle soit beaucoup endurcie , une portion du sable adhérent à sa surface sera enlevée par le même flux : dans ces deux cas il y aura une fréquente secrétion de matiere sablonneuse ; & si elle est d'une consistance ferme , mais assez petite pour passer l'uretere , quoiqu'avec beaucoup de difficulté , elle sortira toute entiere.

Mais il y a encore un autre raison, outre celle que je viens de dire , pourquoi l'urine au commencement d'un accès est

pâle & rendue en petites quan-
tités, & pourquoi elle devient
trouble & se décharge abondamment, quand l'accès commence à diminuer. Cette cause
n'a aucun rapport à la nature
de la pierre; c'est que le corps
étranger {irritant le rein , les
tuyaux urinaires qui sont les
canaux secrétoires, seront fortement resserrés , étant si près
de la cause même du mal; par
conséquent il ne sera separé
que très-peu d'urine pendant
ces circonstances, mais aussi,
ce qui en sera separé sera plus
clair qu'à l'ordinaire, ses parties les plus grossieres n'étant
pas assez deliées pour passer par

les orifices de ces tuyaux ainſi
reſſerrés ; ou ſi elles y paſſent,
elles s'arrêteront aux mammelons. L'autre rein ſe reſſen-
tira auſſi en quelque façon de
ces effets, étant pourvu de
nerfs du même plexus. Mais
quand la pierre a paſſé au
travers de l'uretere, & que la
la vivacité du mal qu'elle cauſe
eſt aſſoupie par des remedes
convenables, ces petits tuyaux
ſe relâcheront, & reprendront
leur premiere dimenſion ; au
moyen de quoi une plus grande quantité d'urine ſera ſéparée, ces particules ſolides qui
s'y étoient arrêtées feront emportées, & ſe mêlant avec l'u-

rine elles la rendront trouble.

Si nous faisons attention à la nature de ces différens symptomes, nous trouverons que bien que tous ensemble ils suffisent pour décider que la maladie est la pierre ; cependant étant pris séparement, plusieurs sont équivoques, & peuvent provenir de différentes causes : on sçait communement que les symptomes de la colique ressemblent tant à plusieurs de ceux-là, qu'il est souvent difficile de les distinguer. A la vérité lorsque quelques-uns des signes pathognomoniques paroissent, ou que l'on apperçoit du sable, ou des petites pierres dans l'urine, la cause de ces symptomes est manifeste; & si l'urine est mêlée avec du sang, & qu'on sente un engourdissement dans la cuisse & la jambe, nous pouvons être assurés que ce n'est pas la colique : mais si aucun de ces symptomes ne paroît, la maladie sera encore cachée & il faut la découvrir par quelque signe caractéristique particulier qui la distingue. GALIEN fut le premier qui remarqua ceux qu'on vient de rapporter, & c'est de lui que tous les Auteurs depuis son tems ont emprunté tout ce qu'ils ont écrit à ce sujet, ou plutôt ils n'ont fait que le copier ; ainfi c'eft à lui que je renvoie le Lecteur curieux. *

Les fymptomes qui fe montrent, lorfque les reins font affectés à l'occafion de la maladie hiftérique, imitent ceux de l'accès néphrétique, non-feulement par la nature & la fituation de la douleur & le violent vomiffement qui l'accompagne, mais auffi en ce qu'elle s'étend dans les uretéres, &c. & ces fymptomes ne font pas aifés à diftinguer, à moins que ce ne foit par la difpofition préalable du malade à une incommodité plutôt

* GALEN de loc. affect. lib 6. cap. 2.

qu'à une autre , ou par l'évacuation d'une matiere porra-
cée par le vomiſſement , ou par
la crudité continuelle de l'u-
rine , qui dans une diſpoſition
hiſtérique conſerve toujours le
même état autant que cette
diſpoſition dure , au lieu que
dans l'autre elle devient d'une
couleur plus foncée & trouble.
Une douleur réumatique dans
les lombes produit les mêmes
effets , mais on peut la diſtin-
guer par la difficulté que le
malade a de ſe rélever après
avoir été courbé , & par le mal
qu'il en reſſent , qui eſt tel que
ſi on le coupoit par le milieu
du corps. Le dernier ſympto-

me dont je parlerai eſt la véritable inflammation du rein,
qui reſſemble en pluſieurs
égards à un accès néphrétique,
mais il en peut être diſtingué
par la fiévre aigue qui l'accompagne toujours, & par l'é-
tat tout oppoſé de l'urine, qui
dans cette maladie eſt rouge
& enflammée au commence-
ment ; mais lorſque l'inflammation eſt à ſon plus haut point
elle devient aqueuſe & claire,
au lieu que dans l'accès néphrétique elle a préciſement les
qualités contraires.

Le prognoſtic pendant l'accès eſt tiré de la violence &
de la durée des ſymptomes,

& des différentes apparences qui se montrent pendant son cours, dont chacun peut prévoir la conséquence quand il connoît la cause qui les produit. Quant à la maladie en général , dans les personnes âgées qui en ont souffert plusieurs accès, & dont l'urine & les reins ont été long-tems viciés, elle est incurable : * ARETE'E a dit là-dessus qu'il est plus difficile d'empêcher les reins & la Vessie qui sont sujets à une disposition pierreuse, d'engendrer ces substances, qu'il ne l'est de rendre stérile une

* HIPPOCRAT. Aphorism. 6.
sect. 6.

mere prolifique. † Lorſque cette maladie provient d'une diſpoſition héréditaire, ou lorſqu'elle eſt accompagnée d'un ulcere dans les reins, ¶ on doit en porter le même jugement : & à la vérité le prognoſtic génétal eſt toujours aſſez triſte, même dans les cas les plus favorables ; tout ce qu'un Médecin peut faire étant de ſoulager le malade dans l'accès préſent, & de le garantir contre d'autres accès le plus qu'il peut.

Les indications pour la cure pendant le paroxiſme ſont de

† De curatione morbor. diuturnor. lib. 2. c. 3.

¶ SENNERTUS lib. 3. part. 7. ſect. 1. cap. 6.

pouſſer

pousser la pierre vers la Vessie ; de faciliter son passage jusques-là en relâchant & en élargissant les ureteres , afin qu'ils se prêtent & qu'ils cédent à son mouvement ; de les garantir de la dureté & de l'âpreté de sa substance , afin qu'elle ne les blesse pas dans son passage ; & enfin d'adoucir & enlever les symptomes rigoureux.

1°. On remplira la premiere indication en donnant copieusement des remedes diurétiques ; principalement ceux qui par leurs qualités attenuantes & déterfives delayent les humeurs visqueufes, & nettoyent

les vaiſſeaux par leſquels elles
paſſent. Mais comme dans le
cas préſent il y a grande chaleur & diſtention des parties
par la violence du mal , & que
les plus forts diurétiques opé-
rent avec trop d'irritation , il
eſt dangereux de s'en ſervir ,
de crainte qu'au lieu de dilater
les paſſages ils ne reſſerrent
& ne rendent plus étroit un
conduit qui ne l'étoit déjà que
trop : les ſeuls remedes donc
de cette claſſe qu'on puiſſe
donner librement , & en toute
ſûreté , ſont ceux qui en même tems qu'ils augmentent la
quantité de l'urine , relâchent
& lubrifient les paſſages uri-

naires par leur douceur & leurs qualités balfamiques : c'eft pourquoi les terebentines & les baumes font d'une très-grande utilité dans ces maladies ; fur-tout étant mêlées avec des remedes propres à operer l'effet qu'on fe propofe dans l'indication fuivante.

20. Cette feconde indication demande l'ufage des rémedes émolliens, adouciffans, & anodins ; telles font les compofitions huileufes & les plantes qui abondent de fucs doux & mucilagineux, qui en même tems qu'ils relâchent les fibres folides, emouffent auffi l'acreté des humeurs , & ga-

rantiſſent les paſſages de la ru-
deſſe dé la pierre, par leur douceur & leur viſcoſité. Des la-
vemens émolliens donnés dans
les intervalles convenables , ,
contribuent beaucoup à ces fins;
tant en ce qu'ils vuident le colon des vents & des excrémens
qui en diſtendant l'inteſtin font
qu'il preſſe contre le rein &
l'uretere , qu'en ce que par leur
chaleur douce & leur qualité
émolliente ils relâchent ſes fibres, & communiquent les mêmes effets aux parties voiſines.
Par la même raiſon une pur-
gation eſt néceſſaire , lorſque
les petits inteſtins ſont ſur-
chargés d'un amas d'humeurs

crues, qui font hors de la portée de l'opération du lavement,
ce qui arrive fouvent dans ce
cas ; mais ce qui foulage
fpécialement , eft l'ufage des
bains chauds & adouciffans,
qui caufent un relâchement
univerfel des paffages. Cela eft
prefcrit par HIPPOCRATE , *
dont les ordonnances font toujours judicieufes : car l'expérience nous apprend qu'il réfulte plus de bien d'un reméde doux pris avec un demi
bain que de tous ces fatras de
Lithontriptiques ou autres rémedes f.ftueux. Ce fiécle ,
fi fertile en découvertes, n'a

* Lib. de intern. affect. fect 15.

H iij

point encore trouvé un fpé-
cifique de cette vertu ; à plus
forte raifon ne devions - nous
pas l'attendre des anciens. Galien ne doit donc pas être
moins eftimé pour avoir avoué
franchement que de fon tems
on ne connoiffoit aucun reméde capable de diffoudre la pierre, mais que toute la guéri-
fon dépendoit de la Chirur-
gie & de l'incifion.

3°. Quant aux fymptomes ,
le premier auquel on doit faire
attention eft la douleur exceffive ; & cela eft de fi grande conféquence qu'à moins de
la foulager on ne peut guére
efpérer de la methode la plus

raisonnable : car tant que la douleur sera excessive la contraction des vaisseaux durera , ce
qui empêchera la pierre d'y
passer. Elle peut être beaucoup
soulagée par les remedes rap-
portés dans la seconde indication ; mais ce qui est particuliérement indiqué ici est
la Phlebotomie & un usage cir-
conspect des opiats : la phlebotomie , parce qu'elle vuide
les vaisseaux sanguins , & par-
là ôte la distention : les opiats
parce qu'ils tranquilisent l'or-
gasme des esprits , & emouf-
sent la vivacité du mal. C'est
donc avec grande raison qu'un
homme célébre , & l'ornement

de notre corps , établit qu'on ne peut mieux s'y prendre pour foulager les douleurs nephrétiques , que par la faignée. *

Le vomiffement qui accompagne l'accès ceffe auffi-tôt que la pierre eft paffée dans la Veffie : mais comme l'eftomac eft quelquefois difpofé à réjetter tout ce qui a été pris, il faut tâcher d'adoucir ce fymptome par des ftomachiques doux , mêlés avec des opiats , qui fufpendront l'irritation pour un tems , & donneront aux remédes convenables celui de paffer dans le fang.

Si ces rémedes ne réuffif-

* Mead. de Imperio fol. & Lun. pag. 85.

fent pas , & qu'il y ait lieu d'appréhender que la pierre foit trop groffe , ce qu'on apperçoit par la douleur fixe & accablante , & qu'il ne fe faffe aucune excrétion de fables , plutôt que de laiffer le malade fans fecours , il faut recourir à des remedes plus violens ; tels que vomitifs , purgations fortes , & les plus puiffants diurétiques, qui par les fecouffes qu'ils donnent aux parties pourront peut - être ébranler la pierre & la faire paffer dans l'uretere. Mais ces remedes ne doivent être mis en ufage que dans des cas très-preffans, de peur qu'en expul-

H v

fant la pierre d'un endroit plus
large dans un endroit plus étroit,
ils ne la fixent fans reméde.

Quant à la nephrotomie ou
la taille dans le rein afin d'en
tirer la pierre, elle a été ré-
commandée par ROUSSET; &
les transactions Philofophiques
nous apprennent qu'elle a été
faite une fois avec fuccès par
Dominique MARCHETTI, Mé-
decin de Padoue, fur un de
nos compatriotes. * Mais fi
nous faifons attention aux parties qu'il faut couper dans cette
opération, nous trouverons
qu'il n'y a tout au plus qu'u-
ne poffibilité de réuffir; ce qui

* N°. 2:3.

n'eſt point un motif ſuffiſant
à un homme d'une pratique
circonſpecte, ni pour conſeil-
ler cette opération, ni pour
l'entreprendre : il eſt bien plus
prudent d'adoucir les ſymptomes & d'en attendre l'évene-
ment, que d'ajouter au tour-
ment du malade, & rendre ſa
mort plus certaine.

- La partie Prophilactique dans
cette maladie, afin de préve-
nir un ſecond accès, ou d'empêcher qu'il n'en ſurvienne ſi
ſouvent, eſt en partie obſer-
vée en évitant avec un très-
grand ſoin toutes les fautes
dans les choſes non naturelles
que l'on compte parmi ſes cau-

H vj

ses éloignées. Mais outre cela, il faut encore tâcher de diminuer les sels qui s'introduisent dans le sang avec la nourriture, par le moyen des médecines purgatives, & par un exercice moderé dans les intervalles convenables.

Il faut tâcher d'empêcher la combinaison des sels, & de détremper toute matiere visqueuse qui pourroit les attacher ensemble, par des delayans convenables, qui par leur qualité aqueuse diffoudront ces sels : on empêchera cette combinaison aussi en fortifiant les organes de la digestion ; on rendra par-là le chyle assez delié,

& les sels seront suffisamment rompus. Mais sur-tout il faut tâcher de relâcher & d'élargir les passages urinaires, afin qu'ils puissent librement admettre toutes les parties dont l'urine est composée, ce qui se fait en partie par l'usage des diurétiques, balsamiques, & émolliens, & par un exercice moderé ; celui-ci en aidant à la circulation chasse les particules grossieres des fluides par les vaisseaux capillaires, & ceux-là élargissent leurs dimensions par leurs qualités relâchantes.

De tous les différens purgatifs aucuns ne paroissent si

propres à remplir toutes ces
fins , que quelques-unes des
préparations mercurielles , en
ce que non-feulement elles é-
vacuent les fels , mais elles, ont
auffi un pouvoir particulier de
rompre & d'emouffer leurs
pointes , d'ôter les obftructions,
& d'élargir les vaiffeaux.

Les meilleurs Stomachiques
font ceux qui par leur qualité
aftringente tendent les fibres de
l'eftomac , & par leur chaleur
benigne délayent toute matiere
vifqueufe qui peut s'y trouver.
Car à l'égard des amers chauds
& forts ils caufent une roi-
deur univerfelle dans toutes les
fibres du corps , & pour cette

raifon ils feront plus de mal que de bien. GALIEN a penfé de même lorfqu'il a dit que la plûpart des remédes propres aux maladies pierreufes, font des amers : * mais avec cette remarque préalable, qu'il ne faut nullement donner dans cet état des remédes fort échauffans. †

Les diurétiques qui doivent être employés font ceux qui en même tems qu'ils ôtent toute obftruction formée dans les reins, peuvent auffi relâcher leurs conduits urinaires :

* De Compofit. Medicament. fecund. Loc. lib 10.

† De Sanitat. tuend. lib. 6.

ceux qui font compofés de matieres pierreufes ou terreftres devant être evités avec foin, parce qu'en s'attirant reciproquement dans les tuyaux capillaires, au lieu de faire du bien, ils peuvent donner lieu à un nouvel accès.

Pour toutes ces raifons les eaux de BATH, de SPA, & autres eaux minerales de la même qualité font de la derniere utilité, prifes dans les intervalles des accès, en ce qu'elles diffolvent les fels, fortifient l'eftomac & les inteftins, nettoyent les paffages urinaires, & évacuent du corps les excrémens par la tranfpiration & par l'urine.

SECTION III.

PARTIE II.

De la Pierre dans la Veſſie.

IL ne reſte plus qu'à conſi-dérer ce qui doit arriver lorſ-qu'une pierre a changé de place en quittant le rein, & a demeuré quelque tems dans la Veſſie. Qu'un noyau formé dans le rein, étant reçu dans la Veſſie, ſoit la baſe géné-rale de ces groſſes concrétions qu'on y trouve, c'eſt ce qui paroît évidemment par l'inſ-pection de ces corps, dans le

centre desquels se trouve or‑
dinairement une substance so‑
lide , d'une couleur & d'une
consistance différente des au‑
tres couches pierreuses , par‑
dessus laquelle les concrétions
qui surviennent , étendues en
lames , la renferment comme
la coquille fait l'amende d'une
noix. Ce n'est pas qu'une pierre
ne puisse originairement se
former dans la Vessie sans que
les reins soient affectés aupa‑
ravant : ce qui paroît non‑seu‑
lement dans les enfans qui sont
souvent incommodés de cette
maladie sans s'être plaints préa‑
lablement de symptomes né‑
phrétiques , mais aussi par la

chofe confidérée en elle-même ;
car fi les parties folides de l'u-
rine étoient fituées dans la
Veffie, de façon qu'elles s'ap-
prochaffent les unes des autres,
& qu'elles ne fuffent point emportées par l'urine qui furvient,
elles s'uniroient au moyen de
leurs pouvoirs attractifs. Cela
arrivera fi l'urine eft trop vifqueufe & furchargée des principes falins & terreftres ; car
fi elle refte un certain tems
avant que d'être évacuée, ces
principes tomberont & fe ré-
poferont au fond par leur propre poids ; par conféquent ils
y feront à l'étroit, & pourront en même tems s'attirer

par la tenacité des parties qui les enveloppent. L'obſervation conſtante s'accorde avec cela ; l'urine des perſonnes ſujettes à ces incommodités étant d'ordinaire épaiſſe & viſqueuſe, & chargée au fond d'un ſédiment blanchâtre qui s'attache à l'urinal. Donc il peut ſe former une pierre dans la Veſſie ſans qu'un noyau ſoit auparavant formé dans le rein : mais cela n'eſt pas ordinaire ; car la Veſſie étant un grand vaiſſeau, & ſouvent diſtendue par l'urine, ce dépôt des parties ſolides arriver très-rarement ; mais ou elles ſortiront avec la matiere aqueuſe, ou elles ſeront

emportées par le poids de l'u-
rine qui y arrive si souvent :
au lieu qu'un noyau déja formé étant un corps solide, com-
pact & pésant, il pourra être
situé de façon que l'urine passera par-dessus, ou sa surface
pourra être si dure que l'ad-
hesion sera trop forte pour
être séparée : & conformement
à cela nous trouvons que des
pierres se forment dans la
Vessie, lorsque quelques corps
solides & étrangers s'y sont
par hazard introduits, lesquels
ont été le principe des incrus-
tations qui se font faites ensuite ; il se trouve plusieurs

exemples de * ce fait. La bafe d'une pierre étant ainfi faite, elle augmentera de néceffité fi elle refte dans la Veffie un tems confidérable. Car comme elle eft formée d'une matiere qui de fa nature eft fort attractive, elle attirera les particules folides de l'urine qui font de la même nature, & qui pour cette raifon fe fépareront d'avec le fluide, & adhéreront à fa furface : & ce pouvoir d'attraction fera d'autant plus fort à proportion que la furface de ce corps folide deviendra plus étendue, de forte

* Tranfact Philofoph No. 168. 171. 266.

que la bafe étant une fois formée, la pierre deviendra groffe
en moins de tems qu'on ne
penfe, chaque nouvelle in-
cruftation non-feulement aug-
mentant la quantité de matiere, mais élargiffant fa furface confidérablement. La difpofition des différentes lames
dont la pierre eft compofée démontre qu'elle groffit de cette
façon ; car ce ne peut être que
par cette force d'attraction que
ces lames font ainfi paralleles
les unes aux autres : c'eft par
elle que les particules folides
de l'urine étant amenées à une
certaine diftance de la concrétion, font forcées vers elle,

& s'y uniffent de tous côtés, à égales diftances de fon centre autant que la forme de l'endroit dans lequel elle eft logée, peut le permettre.

Il paroît de-là que les pierres des Reins & de la Veffie font de la même nature, & formées de la même maniere; & je crois auffi qu'il en eft de même de toutes les pierres du corps, quelque part où elles fe trouvent, & quelque différentes que foient leur forme, leur couleur, ou leur poids; quoique les effets qu'elles produifent foient différents, fuivant les endroits où elles font logées. Lorfque pareille fubftance fe

trouve

trouve dans la Veſſie , elle produira les effets ſuivants.

Au commencement elle ne cauſera que peu ou point d'in-commodité ; parce qu'étant petite & legere., la mucoſité qui tapiſſe la Veſſie ſuffit pour la garantir de la dureté & de l'âpreté de ſa ſurface ; l'urine eſt ſeulement de tems à autre entrecoupée dans l'évacuation, lorſque la pierre tombe par hazard ſur l'orifice de l'urétre. Mais lorſqu'elle groſſit & devient plus péſante, elle enle-vera cette mucoſité , elle pi-quottera & égratignera la tu-nique nerveuſe ; ſur-tout lorſ-qu'elle change de place. Pour

lors l'urine deviendra épaisse
& visqueuse par la mucosité
enlevée , * & ces accidents
augmenteront à mesure que la
pierre grossira , parce que les
glandes séparent plus de mucosité à proportion que l'irritation devient plus vive, Cette
irritation s'étendra en même
tems plus loin, & se communiquera au col de la Vessie qui
s'en ressentira plus vivement
vers la fin de l'évacuation de
l'urine , & sera continuée vers
l'extrémité du gland ; la Vessie s'en ressentira à cause que
la pierre tombe sur sa partie
inférieure qui est le col, & le

* Hippocrat. Aphorism. 79. sect. 4.

gland parce que la tunique nerveufe de l'urétre n'eft autre chofe qu'une continuation de la même membrane nerveufe : & il n'eft point furprenant que lorfque ces parties qui font fi voifines fouffrent du mal, les plus éloignées ne fentent qu'une forte de démangeaifon. A mefure que le volume de la pierre augmente, elle preffera plus fortement fur ces parties, par-là la douleur deviendra plus vive & l'on fentira un poids à la region de l'os pubis & au Periné : l'irritation qu'elle caufera s'étendra plus loin jufqu'au Sphincter de l'anus & à l'inteftin Rectum,

ces deux parties étant contigues
à la Veſſie, & recevant des branches du même nerf ; de ſorte
qu'on aura envie d'aller à la
ſelle à chaque fois qu'on eſſaye-
ra d'uriner. Cela doit être très-
fréquent à cauſe de l'irritation
continuelle de la Veſſie , qui
ſera excitée à ſe décharger de
l'urine contenue, mais en même tems elle ne ſe vuidera
qu'avec grande difficulté , &
goute à goute, à cauſe·que la
pierre eſt couchée ſur l'orifice
de l'urétre & le ſerre , de
ſorte que le malade eſt quelquefois obligé de ſe coucher
ſur le dos pour la déranger de-
là avant que l'urine puiſſe paſ-

I ij

fer. Ainsi il n'est point surprenant que lorsque ce corps a pris de l'accroissement, il cause une difficulté dans les mouvemens puisque sa pression sur les parties inférieures est si grande.

Ce sont là les effets naturels d'une pierre logée dans la Vessie ; mais comme elle ne les produit pas tous en même tems, mais par degrés à mesure qu'elle grossit, son diagnostique est incertain ; ainsi nous sommes obligés de recourir à quelques signes collateraux, afin de former un jugement plus certain sur la maladie. Pour cela il faut faire attention à la disposition préalable

·194 Traite' des passages
du malade aux symptomes néphrétiques, ce qui nous gui-
dera un peu, comme aussi si
les remedes propres à cette
maladie produisent quelque
bon effet. Mais nous fondons
principalement nos connoissances sur l'introduction de la
sonde dans la Vessie, ou du
doigt dans l'anus ; j'ai vu cependant la sonde manquer à
l'occasiond'un schirre qui imi-
toit si bien la pierre dans tous
ses symptomes, que le Litho-
tomiste fut trompé ; il y a
une observation de Baglivi *
qui s'accorde avec ce que je
viens de dire. Les Hemorrhoï-

* Praxis Medic. lib. 5 cap. 13. sect. 8.

des peuvent aussi donner le
change , mais la douleur qu'elles causent n'est point aussi aigue. Le Docteur BAMBER nous
a donné le cas le plus remarquable de cette espéce , dans
lequel une grande quantité
de substances tophacées qui
me parurent être autant de
globules d'excrémens endurcis,
étoit logée dans le commencement du Colon où l'Ileon est
inseré, & qui pressant le fondement causa des symptomes si
semblables à la pierre dans la
Vessie, qu'il n'y eut que la mort
& la dissection ensuite qui pût
découvrir la vérité. Dans ce
cas il étoit presqu'impossible

que le Chirurgien le plus ha-
bile ne fût trompé ; car ces
substances endurcies résisterent
autant à la sonde , & causerent
la même sensation à la main ,
qu'une pierre auroit fait dans
la cavité de la Vessie. Encore
fut-il heureux pour ce Chirurgien , que le malade mourut avant que d'avoir subi l'o-
pération. Quelquefois la surface de la pierre est si rude &
si pointue qu'elle adhére à la
tunique interne de la Vessie,
mais pour lors il n'y aura pas
de rétention d'urine avec les
autres symptomes , comme
Arete'e l'a remarqué : †

† De caussis & signis diuturn. morb. lib.
2. cap. 4.

quand cela arrive il y a grand
sujet d'appréhender une adhérence, si le malade souffre les
autres symptomes. Ce cas est
désesperé, car si on tâche de
tirer la pierre par force, on
déchirera la membrane nerveuse de la Vessie, ce qui sera
suivi d'une inflammation &
d'une gangréne dans ce vis-
cere, avec toute la suite terri-
ble des symptomes qui en font
les conséquences. Mais je ne
sçaurois bien comprendre comment la pierre peut être renfermée dans une envelope
membraneuse, car cela étant,
comment peut-elle grossir,
puisque la capsule garantit sa

surface de toutes concrétions qui pourroient y survenir? Peut être cela n'arrive-t'il qu'après qu'elle est devenue grosse, & qu'elle a adheré quelque tems ; alors en blessant la tunique nerveuse (tandis que l'adhésion de la pierre l'empêche de se réunir) il se peut faire que cette membrane s'étende par-dessus , & qu'elle y forme une envelope.

Il faut que je rapporte ici un cas extraordinaire sur la pierre que le célébre Docteur GLISSON & le Docteur HVGUES CHAMBERLAIN l'aîné ont vus. La fille du Chevalier HVGUES MIDDLETON , qui avoit auparavant été incommodée de symptomes néphrétiques , en montant à cheval changea malheureusement la situation de la pierre , & la tourna de travers, ce qui causa une rétention d'urine dont elle mourut. Le corps étant ouvert par M. HOLLIARD Chirurgien , on trouva ;» un abscès dans le » rein gauche , avec quantité » de matiere purulante, & une » pierre brune , creuse, & lon- » gue, péfante près de deux » drachmes dans le fond de l'u- » retere , à l'endroit de son in- » fertion dans la Veffie. Le » rein droit étoit auffi ulcéré , » & contenoit un pus plus épais,

» & à son fond à l'entrée de
» l'uretere une pierre blanchâ-
» tre plus grosse, qui pesoit trois
» dragmes deux scrupules &
» demie, » ce cas est si extraordinaire par raport à la cavité
de la pierre, par laquelle l'u-
rine passoit, étant le premier
exemple que j'aye jamais vu
d'une pareille pierre dans l'u-
retere, (bien qu'il s'en trouve
quelquefois, mais rarement,
dans la Vessie,) que j'ai cru
qu'il méritoit place ici ; & d'autant plus qu'il n'a pas encore
été rendu public. Les pierres
avec tout ce qu'on a écrit à
cette occasion ont été quelque tems dans la possession de

M. Dobyns Chirurgien, mais elles sont à présent entre les mains du Docteur Middle- ton Massey, qui pour en donner une idée plus juste, en a fait un dessein très-exact, qui est ajouté ici.

Planche IV. Fig. 2.

Si on considére la contex- ture nerveuse de cet organe, qui le rend d'une sensa- tion très-délicate, & la fonc- tion importante qu'il fait dans l'œconomie animale, on voit qu'une pareille substance étran- gere doit de nécessité amener des suites très-fâcheuses : & nous voyons que non-seule- ment les Médecins de nos jours, mais aussi ceux de l'antiquité ont fait une énumeration complette des maux qu'elle produit. Une retention d'urine, la fiévre qu'elle cause, les convulsions auxquelles elle donne lieu, & un décharnement de toutes les parties du corps, ce sont là des effets communs de cette cause, * si elle reste long-tems dans la Vessie, ou si le malade ne veut pas se soumettre à l'extraction par art.

La maniere de traiter cette maladie, en ce qui regarde le Médecin, pendant que la pierre est assez petite pour être pous-

* Aretæi de diuturnor. morb. causis, &c. lib. 2. cap. 3. 4.

sée par l'urétre, est à peu-près
la même que celle dont on doit
se servir pour la pierre dans
le rein; si elle est devenue d'un
volume considérable, c'est l'af-
faire du Chirurgien, & l'o-
pération devient nécessaire ;
c'est ce que je n'ai pas entré-
pris d'examiner ici.

PLANCHE I.

FIG. I.

L'Artere émulgente injec-tée, & depouillée de la subftance du rein.

a. Son Tronc.

bbbb. Les menues ramifi-cations de fes branches les plus deliées, qui s'étendent par tout le rein.

c. Portion de l'uretere.

FIGURE II.

Les Nombreufes circonvo-lutions des branches capillaires de l'artere émulgente sur la surface externe du corps du rein.

FIGURE III.

La structure interne du rein, prise du Docteur RUYSCK, & qui est conforme à une préparation que j'ai.

a a. Le progrès de l'artére émulgente, avant qu'elle se termine dans les tuyaux urinaires, ou conduits de BELLINI.

b b. Les tuyaux urinaires, ou conduits de BELLINI.

c c. Les mammelons.

d d. Les conduits urinaires.

e. Le bassinet.

f. Partie de l'uretere.

Figure IV.

Le rein d'une civette injecté, dans lequel la veine émulgente étend ses branches sur sa
surface externe. Cette préparation est dans le beau cabi-
net du Chevalier Hans
Sloane.

a Le tronc de l'artere émulgente.

b. Celui de la veine.

c c c c. Les différentes ramifications de cette veine.

Figure V.

Le rein d'un Chat, ou la
veine émulgente *a* , *a* , *a* , est

disposée comme dans les animaux de cette espece.

FIGURE VI.

Cette figure fait voir l'inégalité des dimensions des ureteres.

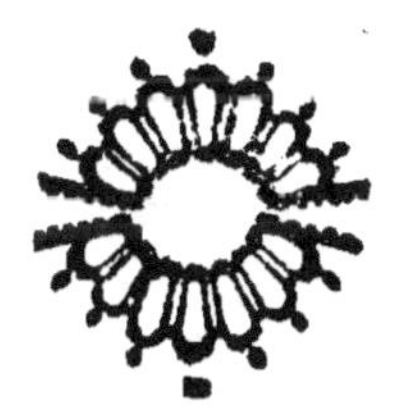

PLANCHE II.

Figure I.

Représente deux reins qui ont chacun deux baſſi-nets & des ureteres doubles.

A. Le rein gauche.

a. L'artére émulgente avant qu'elle pénétre le rein.

b. La veine émulgente.

c. L'endroit où ſort l'uré-tere ſupérieur.

d. Celui d'où ſort l'uretere inférieur.

B. Le rein droit ouvert dans ſa longueur pour montrer d'une

maniere précise sa structure
interne.

e. Le bassinet supérieur.

f. Le bassinet inférieur.

g. La substance du rein qui
est entre les deux bassinets.

h. Le principe de l'uretere
supérieur.

i. Le principe de l'uretere
inférieur.

K K. La disposition de quatre ureteres dans leur progrès
vers la Vessie.

c. La Vessie ouverte.

l. La jonction des ureteres
doubles avant leur insertion
dans la Vessie.

m. Les insertions obliques
des ureteres dans le côté droit
de la Vessie.

n. L'ouverture des uretere au-de dans de la Veſſie, du côté gauche.

FIGURE II.

La Veſſie d'un enfant, avec une partie de l'uretere injecté, dans laquelle on remarque la diſtribution de l'artere ſur ſa tunique externe.

PLANCHE III.

FIGURE I.

REpréfente la partie antérieure de la Veffie uri-
naire, dépouillée de fa tunique externe.

a. Le principe de fes fibres
mufculaires & longitudinales,
qui proviennent de la partie
interne & inférieure de l'os
pubis, & de la partie antérieure de la Proftate.

b b. Le progrès des mêmes
fibres fur la partie antérieure de
la Veffie.

c c. Les fibres obliques de

fa tunique mufculeufe , qui s'entrécoupent différemment.

d. L'ouraque.

e e. Portion des ureteres.

ff. La Proftate.

FIGURE II.

Répréfente la partie poftérieure de la Veffie raccourcie.

a a. Le plan des fibres longitudinales fur cette partie poftérieure.

b. Leur infertion vers la partie poftérieure de la Proftate.

c c. Les fibres obliques de fa tunique mufculeufe.

d d. Portion des ureteres , comme ils paroiffent dans cette fituation de la Veffie.

ee. Les

e e. Les veficules feminales, renverféespour montrer la difpofition des fibres longitudinales.

FIGURE III.

La Veffie ouverte, pour découvrir ce qu'il y a de plus rémarquable au-de dans.

a a. Sa tunique nerveufe.

b b. Les orifices des ureteres qui fe terminent dans la Veffie.

c. Les fibres charnues qui s'étendent de l'un à l'autre des ureteres.

d. L'angle que forment ces fibres charnus à l'endroit où ils fe terminent fur la partie poftérieure de la Veffie, proche fon col.   K

PLANCHE IV.

FIGURE I,

LA partie inférieure de la verge, avec l'urétre, ouvert.

a a. La substance externe de la verge.

b. La tunique nerveuse de l'urétre.

c c c c. Les embouchures des conduits qui s'ouvrent dans l'urétre.

d. Ouverture remarquable proche le gland.

e. Autre ouverture dans la

partie supérieure, dont le conduit a un pouce de long.

f. Le muscle accelerateur.

g g. Les muscles érecteurs.

h h. Les transversaux.

i i Les vesicules séminales.

FIGURE II.

Répréfente deux vues d'une pierre creufe qui étoit logée au fond de l'uretere gauche.

a. Son orifice fupérieur, au travers duquel l'urine paffoit en venant du rein.

b. Son orifice inférieur à l'ouverture de l'uretere dans la cavité de la Veffie.

FIGURE III.

a. Une pierre blanchâtre que bouchoit entierement le reindroit dans le même sujet.

b. Un morceau de cette pierre.

F I N.

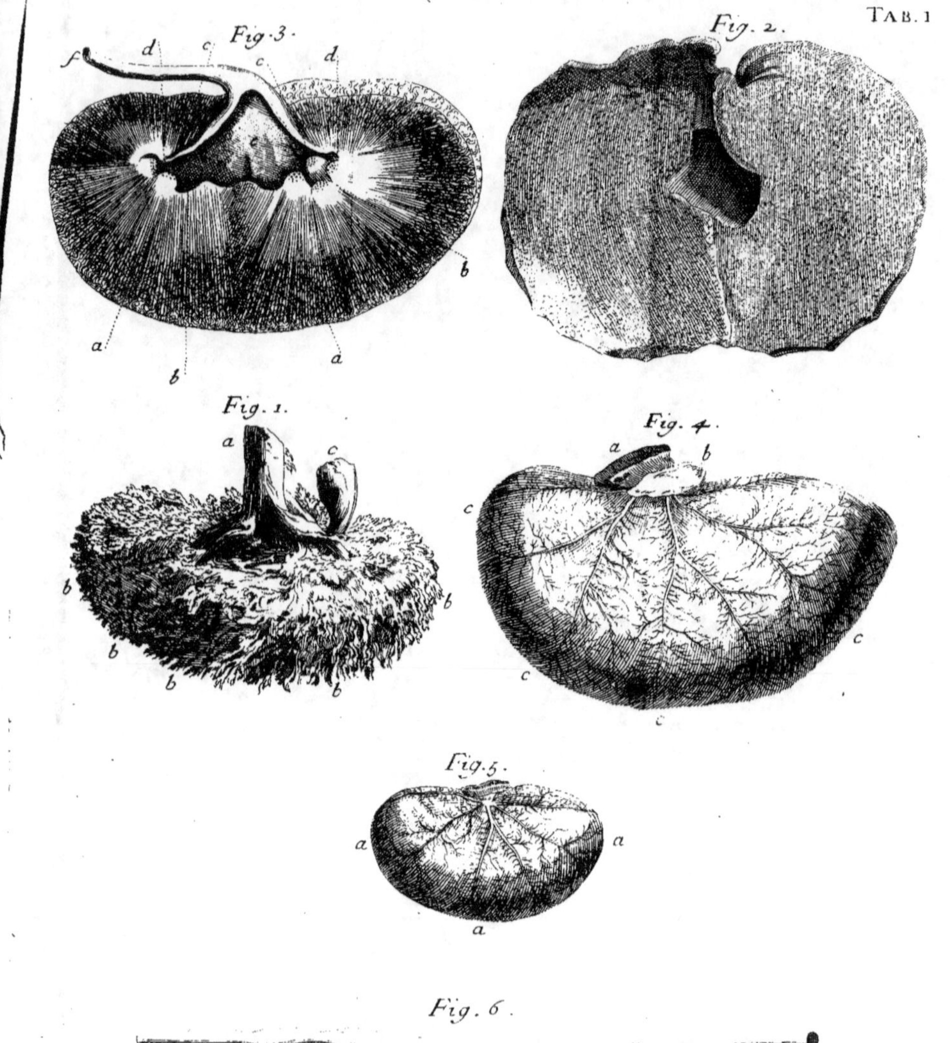

TAB. 1
Fig. 2.
Fig. 3.
f
d
c
c
d
b
a
b
a
Fig. 1.
a
c
b
b
b
b
b
Fig. 4.
a
b
c
c
c
Fig. 5.
a
a
a
Fig. 6.

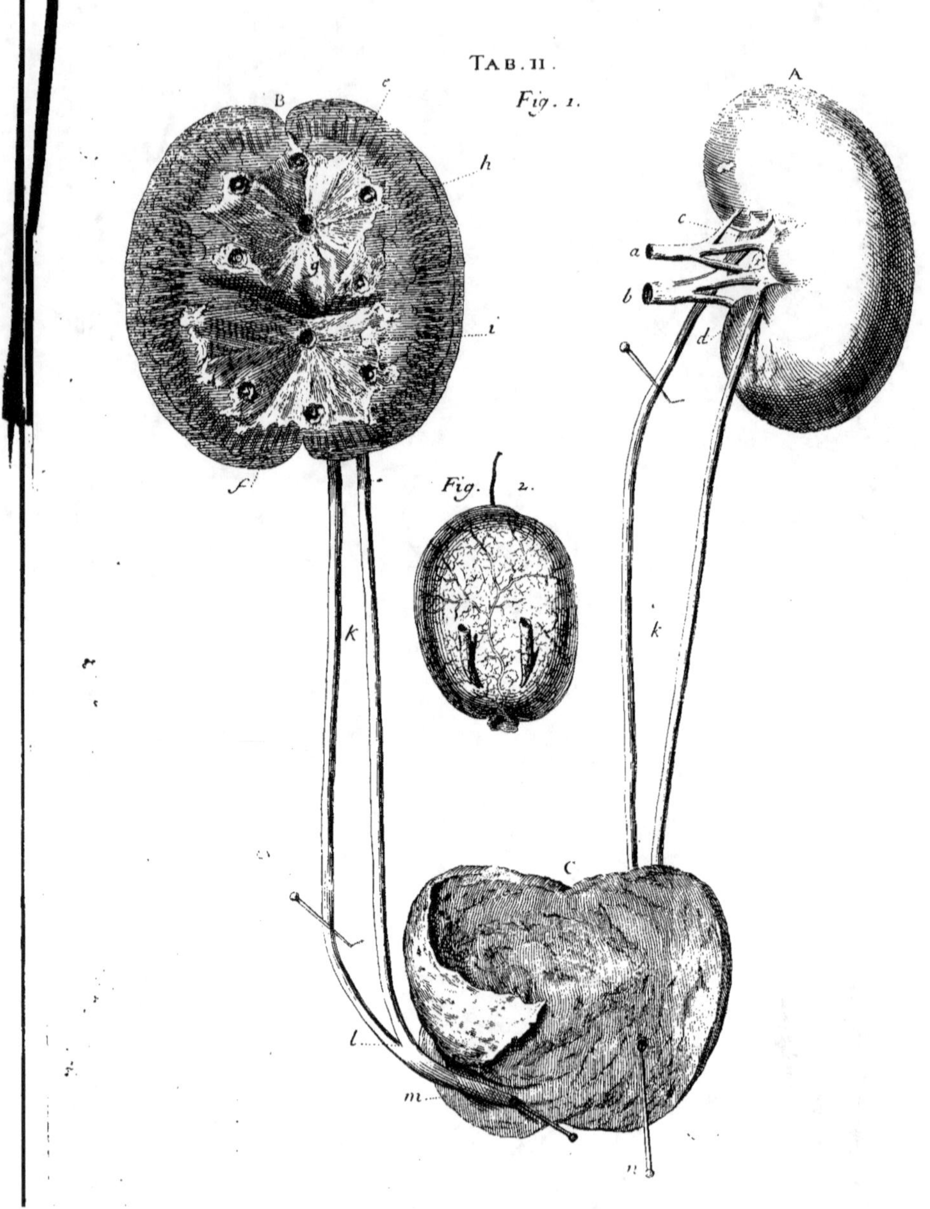
TAB. II.
Fig. 1.
A
B
Fig. 2.
C
a
b
c
d
e
f
g
h
i
k
l
m
n

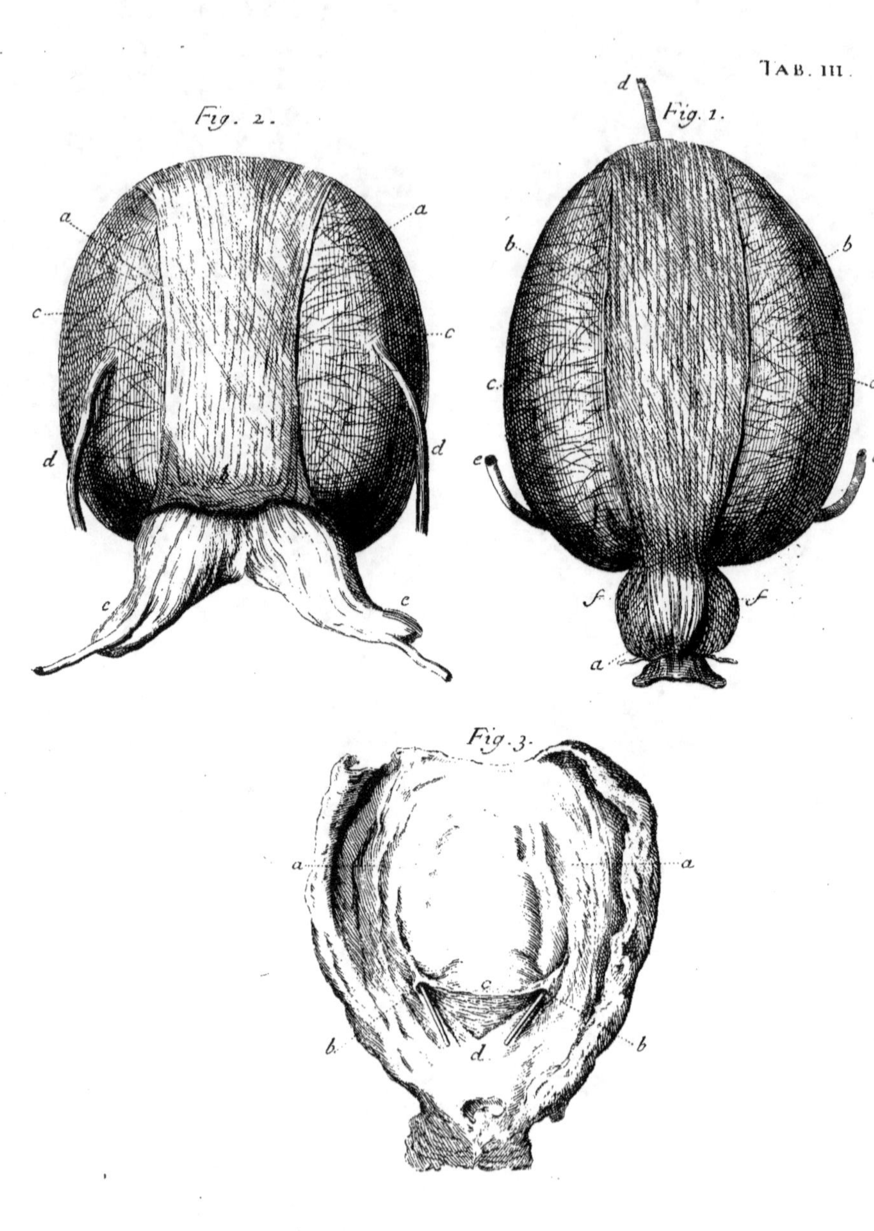
TAB. III.
Fig. 1.
Fig. 2.
Fig. 3.
a
b
c
d
e
f

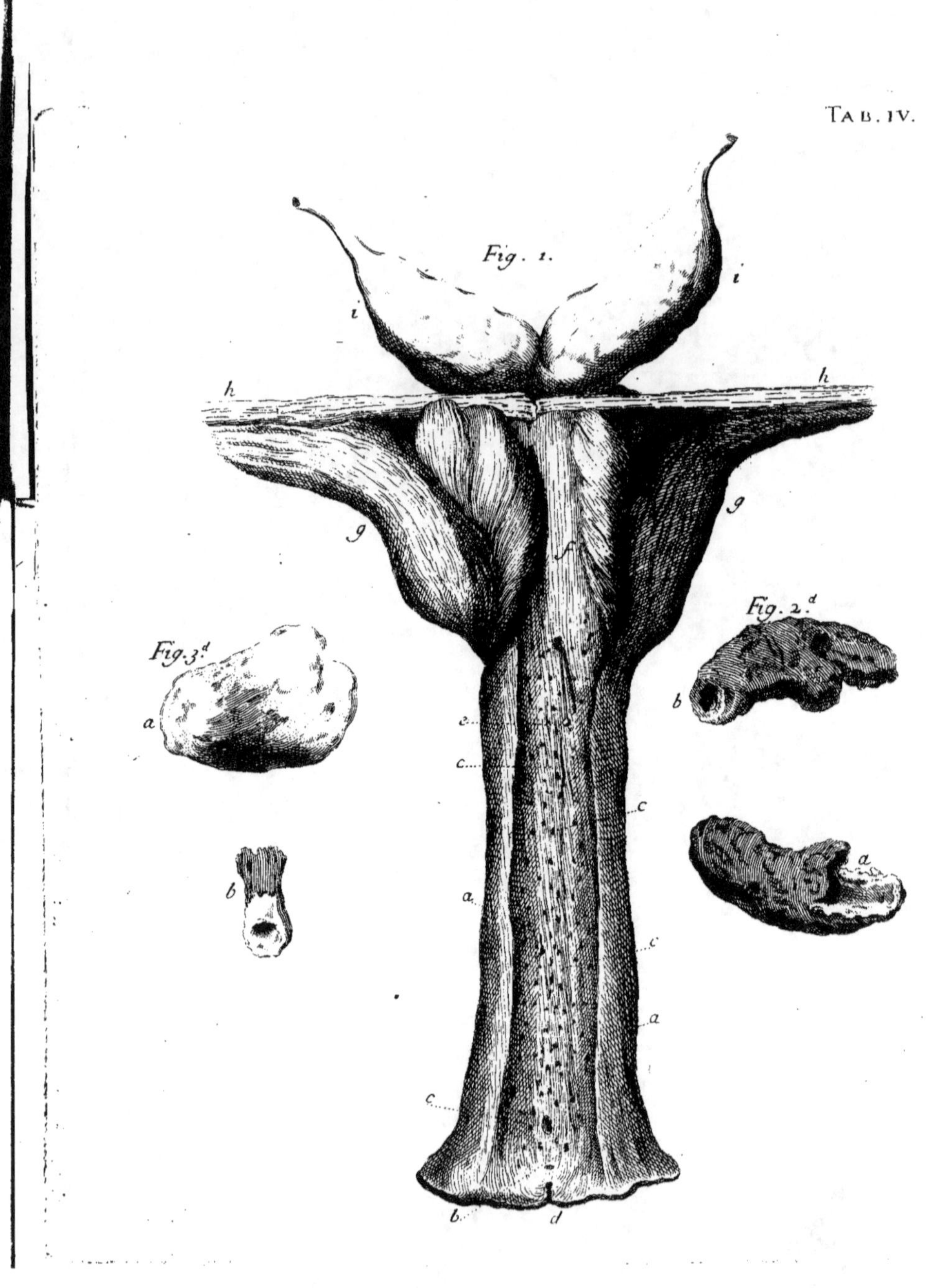

TAB. IV.
Fig. 1.
Fig. 2.
Fig. 3.

APPROBATION

J'Ai lu par ordre de Monseigneur le Chancellier, un Manuscrit intitulé : *Traité des Passages de l'Urine*, & j'en crois l'impression utile au Public. Fait à Paris, le 15. Septembre mil sept cent quarante-trois.

BRUHIER

PRIVILEGE DU ROI.

LOUIS, par la grace de Dieu, Roi de France & de Navarre : A nos amés & faux Conseillers, les Gens tenans nos Cours de Parlement, Maîtres des Requêtes ordinaires de notre Hôtel, Grand-Conseil, Prévôt de Paris, Baillifs, Sénéchaux, leurs Lieutenans Civils, & autres nos Justiciers qu'il appartiendra, SALUT. Notre bien-aimé LAURENT DURAND, Libraire à Paris ; Nous a fait exposer qu'il desireroit faire imprimer & donner au public des ouvrages qui ont pour titre : *La Théologie des Insectes*, par M. Lionnet. Traité qui renferme les moyens de diffoudre la Pierre, & de guerir cette maladie & celle de la Goute par le choix des alimens, & Traité des Paffages de l'Urine ; s'il Nous plaifoit lui accorder nos Lettres de Privilé pour ce néceffaires ; A ces caufes, voulant favorablement traiter l'Expofant : Nous lui avons permis & permettons par ces préfentes, de faire imprimer lefdits ouvrages ci-deffus fpécifiés en un ou plufieurs volumes, & autant de fois que bon lui femblera, & de les vendre, faire vendre & débiter par tout notre Royaume, pendant le tems de neuf années confécutives, à compter du jour de la date defdites Préfentes. Faifons défenfes à toutes fortes de perfonnes de quelque qualité & condition qu'elles foient, d'en introduire d'impreffion étrangere dans aucun lieu de notre obéiffance. Comme auffi à tous Libraires, Imprimeurs, d'imprimer, faire imprimer, vendre, faire vendre, ni contrefaire lefdits Ouvrages, ni d'en faire aucun extrait, fous quelque prétexte que ce foit, d'augmentation, correction, changement ou autres, fans la permiffion expreffe & par écrit dudit Expofant, ou de ceux qui auront droit de lui, à peine de confifcation des Exemplaires contrefaits, & de trois mille livres d'amende contre chacun des contrevenans, dont un tiers à Nous, un tiers à l'Hôtel-Dieu de Paris,

l'autre tiers audit Exposant, & de tous dé-
pens dommages & intérêts ; à la charge que
ces Présentes seront enregistrées tout au
long sur le Regiltre de la Communauté
des Imprimeurs & Libraires de Paris ,
dans trois mois de la date d'icelles ; que
l'impreſſion deſdits Ouvrages sera faite
dans notre Royaume & non ailleurs, en
bon papier & beaux caractères , conformement à la feuille imprimée, attachée
pour modele ſous le contreſcel deſdites
Préſentes ; que l'impétrant ſe conformera
en tout aux Reglemens de la Librairie ,
& notamment à celui du dixiéme Avril
mil ſept cent vingt-cinq. Et qu'avant que
de les expoſer en vente , le Manuſcrit qui
aura ſervi de copie à l'impreſſion deſdits
Ouvrages , ſera remis dans le même état
où l'Approbation y aura été donnée , ès
mains de notre très cher & féal Chevalier le ſieur Dagueſleau , Chancelier de
France, Commandeur de nos Ordres , &
qu'il en ſera enſuite remis deux Exemplaires dans notre Bibliothéque publique,
un dans celle de notre Château du Louvre ,
& un dans celle de notre très-cher & féal
Chevalier, le ſieur Dagueſſau, Chancelier
de France ; le tout à peine de nullité des
Préſentes. Du contenu deſquelles vous
mandons & enjoignons de faire jouir le-
dit Exposant ou ſes ayant cauſe pleine-
ment & paiſiblement, ſans ſouffrir qu'il

leur ſoit fait aucun troub'e ou empêche-
ment. Voulons que la copie deſdites Préſentes, qui ſera imprimée tout au long,
au commencement ou à la fin duditouvrage
ſoit tenue pour duëment ſignifiée, & qu'aux
copies collationnées par l'un de nos amés &
féaux Conſeillers & Sécretaires, foi ſoit
ajoutée comme à l'Original. Comman-
dons au premier notre Huiſſier ou *Sergent*
ſur ce requis, de faire pour l'éxécution d'i-
celles, tous actes req.. is & néceſſaires, ſans
demander autre permiſſion que la préſente.
Et non obſtant Clameur de Haro, Charte
Normande, & Lettres à ce contraires ; CAR
tel eſt notre plaiſir. DONNÉ à Paris le dixiéme jour du mois de Janvier, l'an de
grace mil ſept cent quarante-quatre ; & de
notre Regne le vingt-neuviéme. Par le Roi
én ſon Conſeil.

SAINSON.

Regiſtré ſur le Regiſtre XI. ide la Cham-
bre Royale des Lib aires & Imprimeurs de
Paris, Numero 257. fol 216. conformement
aux anciens Reg'emens confirmés par c lui
du 28. Février 1723. A Paris ce 21. Février
1744.

Signé, SAUGRAIN *,Syndic.*